中醫骨傷科專家教你搞定全身筋骨肌肉

【增訂版】

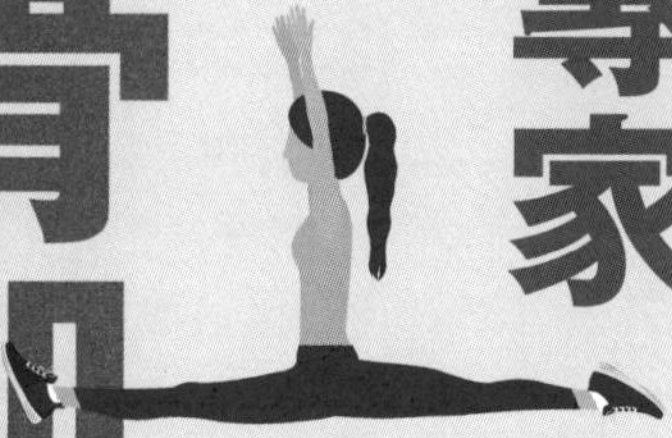

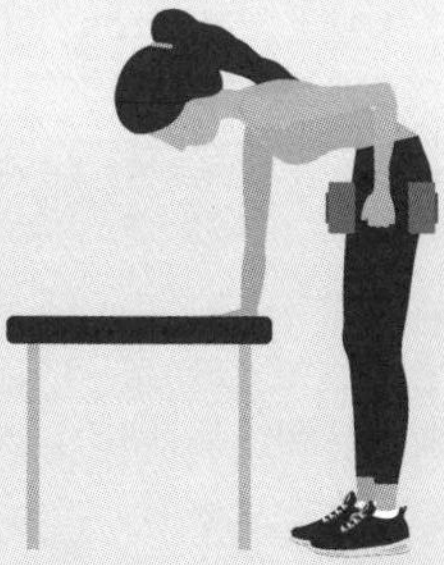

馬光健康
高宗桂 醫師

馬光健康管理書院出版系列著作序

高宗桂教授／馬光健康管理書院院長

在二十一世紀我們經歷商業時代進步到e世代，又匆匆來到AI世代，醫療相關產業更應該走在時代的前端，成為新世代的健康守護者。台灣馬光中醫醫療網做為幸福企業，本著照顧好患者、員工快樂上班、注重專業技能、處事誠實正直等四大宗旨，期望成為台灣最傑出的醫療體系。

目前持續有計畫的訓練員工培養服務熱誠，吸取醫療專業資訊以外，我們在二〇一三年十月十日成立馬光健康管理書院，結合醫療網內對醫療管理教育充滿熱情的專業夥伴，大家拿起筆記型電腦編寫專業著作，寄望能夠幫助這個人性管理的健康事業，提升內部員工專業品質，更進一步想拋磚引玉，吸引更多優良企業來結盟奮鬥。

處在目前知識經濟的時代，影響企業的關鍵不再是勞力或資本，而是掌握與活用專業知識。醫療行業更需要知識型的員工，具有當責與仁愛的精神，不僅能夠運用所研讀的醫療常識撫慰病患脆弱的心靈，更能夠激勵員工，使工作夥伴個個成為術德兼備的醫療人才。過去五年，我們已經陸續出版中醫傷科、中醫內科與中醫婦科等普及版醫療相關書籍，未來三年內我們將出版馬光優秀青年醫師編寫的中藥藥膳保健、中醫保健技巧等中醫通俗著作，以白話但簡潔的敘述，使社會朋友很快能認同中醫學，進而能應用飲食與保健技術來利己利人，相信對民眾有一定的貢獻。

現在我們繼續出版科技普及著作，在整個叢書的建設過程中，堅持聘請中醫學、中藥學、管理學三個專業德高望重的專家組成編審委員單位，同時敦請出版中醫藥書籍較有經驗的編審人員來幫忙修正題材和內容，也聘請文學底子較深厚又懂中醫寫作的專家來校訂稿件。我們的叢書具有幾個特色：一、體現中醫藥學科的人文特色；二、匯集中醫臨床較有經驗的青年醫師編寫；三、堅持活用與實用的內容；四、盡量用白話的內容來闡述中醫的臨床意義。我們除了展現企業文化特點之外，更希望民眾訂閱本書院出版的系列叢書，進而了解中醫藥，愛好中醫藥，使用中醫藥，讓讀者享受中醫藥帶來的健康幸福！

【推薦序】

彌足珍貴的傷科治療寶典

吳元劍／前台灣省中醫師公會理事長

傷科、正骨科或跌打損傷是不同時空環境的稱呼。早在《內經》已為中醫傷科奠定了理論基礎，《素問》與《靈樞》書中有關筋骨損傷，筋骨生成、調養、診斷和治療均有明確的記載。古有云：「凡人肢節臟腑積而疾生，宜導而宣之，使內疾不留，外邪不入。若損傷折跌者，以法正之」。

乾隆初年，太醫院吳謙等人編輯的《醫宗金鑒》，乃近代骨科的專門論述。闡明了人體周身的骨度尺寸，並提倡『摸、接、端、提、按、摩、推、拿』八種手法，以及竹簾、杉籬、通木、腰柱等固定器具，還有按人體所損傷的部位、症狀各種施治手法及內治外治的藥物。

中醫所稱傷科是涵蓋骨骼、肌肉、韌帶、肌腱、滑膜、脂肪、關節囊及周圍神經、血管等組織。診療須依四診八綱的理論和方法，分析損傷部位與病情輕重再擬定治療措施。

高宗桂教授精通中醫學理，貫徹傷科常見問題，簡述其病因、症狀表現、診斷與傷科處理方式，及居家照顧的養生方法，內容闡釋各種治療要旨，確實是一本傷科治療的典範，對人體保健與養生有極大的貢獻，故樂予推薦。

【推薦序】

淬鍊三十年的骨傷健康知識與自我保健

張永賢／中國醫藥大學教授　醫學博士

中醫經方大師東漢張仲景在《金匱要略》提出：「若人能養慎，不令風邪干忤經絡，適中經絡，未流傳臟腑，即醫治之；四肢才覺重滯，即導引吐納、針灸、膏摩，勿令九竅閉塞。」使我們認識醫聖張仲景也是重視氣功、推拿、針灸等非藥物治療的臨床實踐家，他提倡不治已病治未病，倡導養生保健要重視氣功、針灸、推拿的作用，可謂臨床醫師之楷模。其中提到『膏摩』二字，是指根據病情、病位和病因不同，在推拿按摩不同的穴位時，加入不同的藥物所製成的膏劑，經過手法的運用，以達到防病祛疾的目的。

高宗桂教授是我在中國醫藥大學附設醫院擔任副院長兼針灸科主任時招收到針灸科的種子醫師，從住院醫師到主治醫師期間完成醫學博士學位並擔任大學部副教授，於二〇一三年一月通過教育部審定為教授。他自一九七九年跟隨中國醫藥大學中醫傷科張拙夫教授學習推拿，學士後中醫學系求學期間寒暑假，即在中國大陸跟隨名師進修，加入當時「搶救老中醫經驗行動」的行列，在中國醫藥大學十七年完成四個學位，也從中國大陸帶回許多寶貴的中醫學經驗，如上海岳陽醫院推拿、曙光醫院石氏骨傷療法、嚴振國穴位解剖學、福建林如高正骨經驗、南京邱茂良古法針灸、山西師懷堂九針療法、北京賀普仁火針療法、天津石學敏醒腦開竅法、北京長城醫院朱漢章針刀醫學療法、河南吳漢卿教授水針刀療法等等。在傷科與針灸方面學得許多扎實的功夫，先後創設台中市推拿學會、中華推拿科學學會，並籌設中華針灸醫學會，擔任兩任期的秘書長，隨後又擔任台灣中醫醫學會理事長、台灣針刀醫學會理事長。傷科方面編著中醫骨傷推拿治療學（新竹黎明書局）、中醫傷科護理學（知音出版社），針灸方面編寫新編彩圖針灸學（知音出版社）治療學章節、實用針灸經穴學（新竹黎明書局）等中醫專科書籍。他創刊《台灣中醫科學雜誌》發行十二卷二期，《中華推拿與康復科學雜誌》發行到九卷一期，還在持續徵稿印行中。

我屢期望出版業多發行中醫科普版的書籍，讓民眾多認識中醫的特色與長處，讓有需要治病或養生的民眾能親近中醫。雖然，台灣中醫界因為健保給付項目當中許多問題尚未解決，許多中醫師較少用傷科推拿療法治病，但是需要傷科推拿治療的人數並沒有減少。近日欣聞高教授又有新作品《中醫骨傷科專家教你如何搞定全身筋骨肌肉》一書即將出版，相信以他實事求是學習中醫中藥過程，並經過三十年臨床淬鍊的經驗，對於筋骨痠痛民眾們的健康知識與自我保健，能有所幫助。

我樂於推薦本書。

【推薦人簡介】

張永賢醫師

學經歷

德國漢堡大學醫學博士

前中國醫藥大學教授兼副校長

前中國醫藥大學附設醫院副院長

國際華夏中醫藥學會副主席

中華針灸醫學會創會理事長

香港浸會大學客座教授

【推薦序】

骨骼預防醫學的國際級中醫骨傷科專家

曹永昌／台北市中醫師公會理事長

骨骼為人體的支架，支撐人體的組織，承受人體的重量，亦保護體內的臟腑器官。骨骼如房屋的樑柱，華屋的亮麗有賴樑柱的穩定。骨骼強健，代表身體的強壯及健康，骨骼可謂極具生命力的器官，對身體健康的重要不言而喻。

隨著資訊科技的高度發達，改變人類的生活形態，因為身體活動不足，或工作姿勢不正確，或運動傷害，常常造成肌肉筋骨的損傷，及內臟器官功能的傷害，影響身體的健康，亦造成社會醫療資源的浪費，由坊間傷科醫療院所普及可見一斑。宣導骨骼預防醫學，倡導運動保健，為當前國民健康署列為預防保健政策的重要課題之一。

高宗桂醫師為中國醫藥大學傑出校友，術德兼優，不僅專精中醫藥，尤擅骨傷科及針灸醫術，高醫師榮獲中國醫藥大學醫學博士、北京中國醫藥大學醫學博士、南京中醫研究院客座教授、台灣教育部審定醫學教授。高教授名孚眾望，歷任中華針灸醫學會秘書長、台灣中醫醫學會理事長，現任中華推拿學會理事長，及馬光中醫醫院院長。高理事長為台灣中醫骨傷科專家及學者，本會多次邀請高教授到公會演講，立論精闢頗獲佳評。本會舉辦台北國際中醫藥學術論壇，亦特別邀請專題演講，高教授在骨傷科領域的傑出貢獻，蜚聲國際享譽海內外，堪稱為國際級的中醫骨傷科專家。

坊間中醫保健書籍可謂汗牛充棟，骨傷科藥物保健書籍亦浩若星辰，惟探討筋骨肌肉保健的養生書籍並不多見。欣聞高教授將其多年來於骨傷科臨床治療寶貴的診療經驗、傷科常見問題處理方式及筋骨肌肉保健心得，彙集成專冊名曰《中醫骨傷科專家教你搞定全身筋骨肌肉》，為社會大眾保健之用，亦可供醫護人員臨床參考用書，造福國人的健康，令人敬佩，時值本書付梓出版前夕，特為文誌之，期望人人搞定筋骨，大家活出健康人生。

【推薦序】

全民保健，輕鬆獲得固筋保骨的健康資產

黃福祥／屏東縣中醫師公會榮譽理事長

高宗桂博士，我認識很久了。從大學時代，他是我的學長，在中醫醫藥大學附設醫院針灸科實習時跟他的診。畢業後，有幸從中國醫藥大學邀請他來馬光看診，數數也快三十年了。

他給我的印象總是認真、熱情、有活力，在我認識那麼多醫師中，很少遇到對中醫專業的投入如他一般。從他當醫師時，努力學習台灣各名醫所長外，幾乎每年他都會自費到大陸，學習各派醫家的技術，即使他已在名醫之列了，亦不例外。

最近他才又請了二個星期的假去大陸學習，從他馬不停蹄的身影中，我看到他對學術堅持的不妥協，也是我在中醫學術領域中，永遠達不到的境界。

高宗桂博士是馬光中醫醫療網中醫總院院長，也是台灣中醫醫學會榮譽理事長，經常受邀到各中醫學會或民間團體演講。他將辛苦所學無私的奉獻，跟他診的實習醫師、學生們應

該都可感受他的熱情與平易近人。我們在學習他的寶貴醫學技術時，是多麼慶幸自己的好運！

高宗桂博士所出的這本是有關筋骨肌肉方面的書，深入淺出，一般民眾也很容易看懂，可以輕鬆獲得健康知識，是很幸福的事，而我有機會幫高宗桂博士寫序更是莫大的榮幸。

【推薦人簡介】

黃福祥醫師

現任：

馬光醫療網執行長（全台直營連鎖16家中醫診所）

屏東縣中醫師公會榮譽理事長

中國醫藥大學學士後中醫學系系友會副會長

學經歷：

屏東縣中醫師公會第22、23屆理事長

中醫門診醫療服務審查執行會高屏區分會第二屆主任委員

美國哥倫比亞大學工商管理榮譽博士

國立中山大學EMBA

中國醫藥大學學士後中醫系

【作者自序】

較全面了解舒緩全身筋骨痠痛的臨床參考書

骨傷推拿是中華民族傳統醫學中的一顆燦爛明珠，它具有悠久的歷史，迄今仍是中醫臨床的一個重要治法。這種治療方法，經歷了華人幾千年的經驗而流傳下來，目前正受到國際醫學界的日益重視，顯示其具有強大的生命力。

骨傷推拿是中醫學的一門重要學科，其治療是以人體解剖與臟象、經絡理論為指導，運用各種不同的手法，以外治為主的形式達到疏通經絡氣血，調整臟腑功能，進而發揮防治疾病的功能。骨傷推拿不僅適用於肢體疾患，並可治療很多內臟疾病，具有簡單、方便、療效顯著、幾乎無副作用等特點，受到患者的歡迎，中西醫學界的肯定，暨一般民眾的重視。

本書為作者從一九七九年至二〇一三年期間，在海峽兩岸中醫藥臨床單位學習與臨床的心得，經過整理編著的中醫骨傷推拿科普著作。將中醫骨傷推拿傳統特色結合現代科學理論，以一般民眾較能理解的術語來介紹，使讀者較全面了解舒緩全身筋骨痠痛的原理與方法，也可作為醫學生的臨床參考書。

本書介紹了中醫傷科、推拿、整脊、復健相同與相異，骨傷相關中藥方劑與台灣中草藥，整脊推拿常用手法，骨傷推拿常用穴位，二十個常見疾病暨易筋經練功養生法，期望能給讀者多一些解除筋骨痠痛的概念。

編寫本書，雖然求好求實用，但也可能會有設想不周全之處，期望專家賢達能不吝指正。

又本書可順利出版要感謝我在中國醫藥大學附設醫院的臨床恩師張永賢教授、台北市中醫師公會理事長曹永昌博士、前臺灣省中醫師公會理事長骨傷專家吳元劍醫師與馬光保健集團黃福祥董事長等前輩的序文推薦，最後要感謝台北晶冠出版社、陳柏儒小姐在文稿方面的大力幫忙，與國立台灣體育運動大學體育研究所高傳真碩士熱心校稿，一併致謝。

目錄

CONTENTS

中醫骨傷科的專業在哪裡？原來骨傷科不只是推拿……

Part 1

Q 中醫骨傷科與西醫的外科、骨科、復健科、神經科有何差別？

美美在廣告公司上班，工作上非常依賴電腦，私底下也是個標準的3C控，最近一週來，發現右手腕疼痛厲害，總是使不上力、感覺麻麻的，連拿筆寫字都很困難，同事建議她去看醫生，但是她不知道應該去看哪一科？有人說要去做復健、有人說手麻要看神經科、有人說給中醫喬一下筋就好……

A 如例患者的問題也是許多患者共同心聲，身體筋骨的問題，往往不知道應該去看哪一科？要看西醫還是中醫？的確，看起來這些科別好像都跟美美的問題有關，一時之間確實很難判斷到底應該看那一科？尤其許多中小型醫療院所，對於科別分類並不十分清楚，醫師有如通才，不管是皮肉傷、筋骨傷通通都看，使得患者產生混淆，分不清楚各科別的差異。

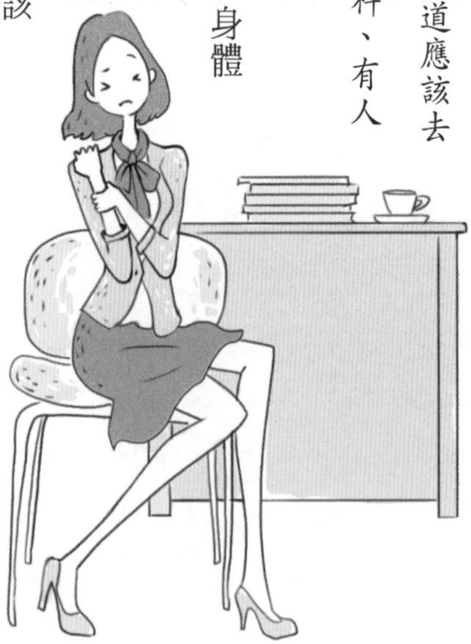

中醫如何分科

我們先來認識一下中醫的分科。**中醫學注重「整體觀」**，**強調治療時必須考慮病患的整體而後「辨證論治」**，這與西醫的以「病」論治不太一樣。因此，古代中醫幾乎是不分科，經過歷代醫家臨床實務驗證之後，有些醫家對於某些較特殊的族群，如兒科、婦科，或是對某些醫療技術較深入研究，如骨傷科、針灸科，才開始有一些分科雛型。

近年來，一般民眾對於中醫治療的接受度逐漸提高，**許多較具規模的中大型醫院紛紛成立中醫部，中醫的分科也逐漸成形，一般大致分為內科（包括婦兒科）、針灸科及傷科（骨傷科），有些醫院則把針灸科與傷科合併成針傷科**。

認識中醫骨傷科

中醫骨傷科是研究皮肉、筋骨、臟腑、經絡損傷及相關疾病的一門學科，一般人可能對於傷科的印象大多與推拿、藥膏、藥洗、膏布、針灸等有關。事實上，**中醫骨傷科臨床理論基礎、治療原則與方法，仍然是建立在中醫基礎理論架構上，經過歷代醫家的臨床實證經驗，才逐漸形成一門獨立學科**。所以，中醫骨傷科在處理這些皮肉、筋骨、經絡、臟腑損傷時，也要運用四診、八綱等方式來做辨證與診斷，當然也會使用一些方藥來配合手法的治療。

由於時代進步，中醫骨傷科在傳統的診斷方式上，配合現代化的儀器，可以做放射線診斷、實驗室檢驗、神經學功能檢查等等，大幅增加了診斷的準確性。不過，目前由於台灣仍有部分醫師未曾接受醫學院教育，不見得能看懂現代醫學檢驗與影像報告，而且部分小型中醫醫院或診所，並沒有檢驗或影像檢查設備，因此中醫骨傷科看診的範圍逐漸剩下軟組織損傷的推拿與貼膏藥。其實，台灣仍有許多中醫師專精於中醫傳統的接骨手法與脫位治療，但是由於健康保險給付太低，往往只能要求民眾自費看診。

目前中醫骨傷科最常看的是頸、肩、腰、腿的疼痛，例如落枕、膝關節韌帶拉傷、外踝關節扭挫傷、閃腰、肩關節痠痛等等。某些關節脫位如肩關節、肘關節、髖關節、踝關節脫位也是中醫骨傷科適應症。至於脊椎關節錯位，又稱脊椎後關節紊亂症也常用傷科推拿扳法矯正復位。少部分骨折，經過X光或MRI（核磁共振影像）判定後，也可以利用中醫骨傷科接骨做治療。

認識西醫的外科、骨科、復建科與神經科

早期西醫的外科，涵蓋範圍也很廣，大致分成骨科、婦產科及一般外科，除了骨折、婦女問題這兩種科別，剩下需要手術的疑難雜症，就歸屬一般外科。當然近年來醫學美容變成一股風潮，幾乎已成為全民運動，所以又另外分出許多整形外科的專科。

從西醫外科分出來的骨科，與中醫骨傷科可說是重疊性最高的科別，骨科主要是做骨折創傷手術、脊椎手術、骨骼矯正手術、顯微手術、關節重建手術以及運動醫學等等。治療的範圍包括：肢體及關節脫臼、骨折、開放性骨折、骨髓炎、關節炎、先天性骨關節畸形、後天性骨關節畸形、骨腫瘤、脊椎側彎、脊椎傷害及病變、肌腱及韌帶斷裂等傷害，以及長短腳或是手

部骨關節異常、骨質疏鬆症以及運動傷害所造成的外傷骨折或是骨骼上明顯的變異。

復健科則又是從西醫骨科分出來的一門臨床科別，是結合物理醫學與復健醫療的專科，全名為「物理醫學及復健科（Physical Medicine and Rehabilitation，PM&R）」，包含物理醫學（包含物理治療、職能治療、語言治療等等）與復健醫學兩個部分。其中以物理治療占較大多數，對於創傷手術後，或中風恢復期與後遺症期行動困難者，以儀器或歐美式手療法幫助患者，目前在台灣都是由有證照的專業物理治療師執行治療。

中醫骨傷科的患者大多數都有神經損傷的症狀，尤其是周邊神經及肌肉病變：如手腳麻木、肢體無力、肌肉萎縮、抽筋等等，還有中風後遺症與各種疼痛（包括頭痛、肩頸痠痛、肌肉痛、腰痠背痛等等），這些問題在西醫則是屬於神經科治療範圍。神經科主要負責一切與神經系統有關的病變，我們的神經系統包含大腦、小腦、腦幹、脊髓到周邊神經與肌肉等，中間的聯繫錯綜複雜且環環相扣，每個部位都有各自不同的病變，如果經過診斷需要手術治療，則會轉至神經外科開刀，其餘神經系統病變大多屬於神經內科的治療範圍。

Q 中醫骨傷科看些什麼病？誰適合看中醫骨傷科？

吳媽媽過年大掃除，要移動書櫃時，不小心閃到腰了，頓時痛得站不起來，家人緊急將吳媽媽送到西醫院掛急診，但是吳媽媽堅持要去看中醫，她說閃到腰去給中醫推一推就好。到底中醫的骨傷科看些什麼樣的病患呢？

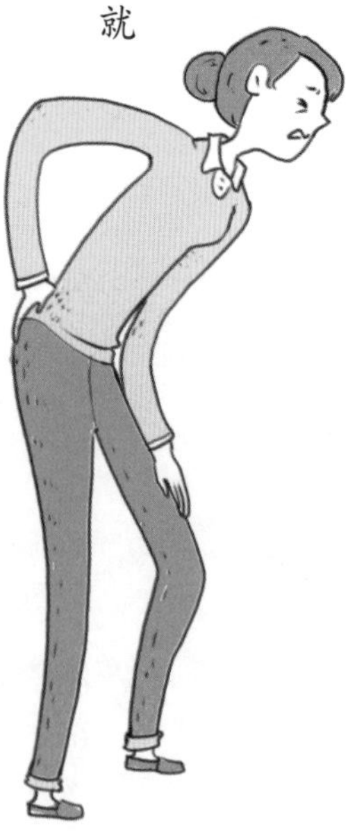

A 中醫骨傷科包含了骨科、傷科的問題，也就是一般所指皮肉、筋脈的損傷。「損傷」是一切施力不當，作用於人體而使人體受傷的總稱。主要由於外界的刺激突然作用於人體，引起組織器官在解剖或生理上的紊亂，同時伴隨有局部或全身性反應。損傷較輕者會妨礙日常工作與生活，重者則可能威脅生命，所以，絕對不能輕忽任何損傷疾病的防治。

根據唐代《外台秘要》指出：損傷有兩種，一者外損，一者內傷。

- **外損即是外傷**，包括軟組織的傷筋與硬組織的傷骨。根據受傷部位又可分皮肉、筋脈、骨骼、關節，中醫門診常用的傷科名詞有創傷、扭挫傷、傷筋、傷骨。
- **內傷**，一般是指損傷傷及內部臟腑經絡，又稱內損。內傷可能會傷氣、傷血或傷臟腑。

傷皮肉

一般來說，外來的暴力作用於人體，位在最外層的皮肉首當其衝，故皮肉最易受傷。臨床上我們又根據受傷部位皮膚的完整性是否受到破壞，分為「創傷」與「挫傷」兩種。

1. 創傷

指外來暴力使皮膚破損致有傷口及流血，使得深部組織與外在環境發生接觸者，又稱「開放性損傷」。皮膚在我們的機體主要是作為保護，使外邪不易侵入，一旦產生創口，就很容易感染，所以，對於這類損傷要特別注意傷口感染的預防。

2. 挫傷

指皮肉受傷，但皮膚未破損者，又稱「閉合性損傷」。一般症狀表現為傷處疼痛、腫脹或青紫，可能出現皮下瘀血，按壓疼痛明顯，嚴重時可能發生肌纖維破裂及深部血腫。

傷筋

傷筋可說是中醫門診最常遇到的問題了，中醫的「筋」包含了肌腱、筋膜、韌帶等等，因此由於扭挫、刺割以及勞損等原因，造成肌肉、筋膜、肌腱、韌帶及軟骨、周圍神經損傷，我們都可以歸類為傷筋的範圍。通常傷筋的症狀是受傷後關節屈伸不利和疼痛。臨床上，根據損傷程度大致可分為筋傷斷裂與筋不斷裂傷兩種。

1. **筋傷斷裂者**，一般是指損傷使得韌帶、肌腱以及周圍神經的斷裂，或是造成軟骨的破裂。臨床上大多以外科手術修補縫合為主要治療方式。

2. **筋傷而未完全斷裂者**，一般是指關節附近的韌帶，因關節活動超過了其正常範圍而引起的損傷，可能使得韌帶纖維有部分斷裂（肌肉或肌腱也可因外力過猛而使其纖維部分斷裂），並伴有小血管破裂出血，臨床症狀表現為關節活動障礙、局部腫脹和皮膚青紫。除了外力造成的損傷，肌腱、腱鞘、滑囊、滑膜等非化膿性炎症，亦屬傷筋的範疇。臨床上大多以手法為主，同時可能配合針灸、拔罐、熱敷、薰蒸，以及藥物內服、外敷等治療方法。

傷骨

顧名思義，就是外力損傷造成骨骼受損者。輕者可能骨骼受到輕微的損傷，僅骨膜受到損傷，其他部分還是完整的，沒有斷碎或脫位；重者可能傷及骨頭或關節。根據受傷的部位不同，可分為骨折與關節脫位兩種。

1. 骨折（古稱「折骨」）

指由於外力作用或其他因素破壞了骨骼的完整性和連續性者。**根據受傷的嚴重程度，分為骨碎（粉碎性骨折）**、**骨斷**、**骨裂（裂紋骨折）三種類型**。除了外傷性骨折外，還有一種病理性骨折，也就是骨折發生在骨頭病變的部位，如腫瘤、佝僂病、炎症等等，這時候外力損傷僅僅是一種誘因而非主因。目前臨床上骨折的治療方式，大多以西醫手術或是石膏固定術為主要療法。

2. 關節脫位（古稱「脫臼」或「脫骱」）

指關節因為外來暴力的影響，使組成關節各骨之間的關節面失去正常位置，出現疼痛、畸形和功能障礙者。**根據受傷後的脫位程度，可分為全脫位（組成關節的骨端關節面完全脫離，例如肩關節前脫位）與半脫位（組成關節的骨端關節面僅部分脫離原位，例如小兒橈骨頭半脫位）兩種類型。**

臨床上大多以正骨手法復位及固定，同時配合藥物內服外敷。

Q 民俗療法跟中醫骨傷科有何差別？

阿明是學校籃球校隊，某天練球時，一個帶球上籃的動作，落地時卻不慎扭傷腳，隊友有些建議他去國術館喬一喬，有些則建議他去看真正的中醫推拿，阿明納悶，這兩個治療方法不是一樣嗎？

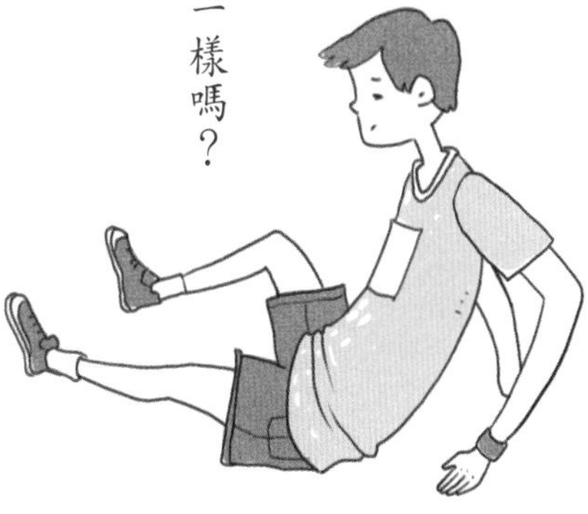

A 民俗療法與中醫骨傷科差很大

如果運動、走路、工作時，不慎扭傷腳踝、手腕，或是早上一覺醒來，脖子歪了，你最先想到哪裡做治療？許多人遇到這類扭傷、挫傷，馬上想到要去給人「喬」一下，有人會有習慣到中醫診所，也有些人會去找整復所或國術館之類所謂民俗療法師傅。

根據台灣醫療法與健保法規，中醫師親自執行的手法治療，或外傷處理，或內服藥物，或外敷中草藥製劑等等屬於中醫骨傷科；如果是無台灣中醫師執照，執行非侵入性的手法調理技術，則屬於民俗整復推拿。

台灣民俗療法相當多，在一九九三年十一月十九日，當時衛生署以〈衛署字第八二〇七五六五六號〉公告不列入醫療管理之行為及其相關事項。其公告事項如下：

1不列入醫療管理之行為如左：

A.未涉及接骨或交付內服藥品，而以傳統之推拿手法，或使用民間習用之外敷膏藥、外敷生草藥與藥洗，對運動跌打損傷所為之處置行為。

B.未使用儀器，未交付或使用藥品，或未有侵入性，而以傳統習用方式，對人體疾病所為之處置行為。如藉按摩、指壓、刮痧、腳底按摩、收驚、神符、香灰、拔罐、氣功與內功之功術等方式，對人體疾病所為之處置行為。

2前項不列入醫療管理之行為，除標示其項目外，依醫療法第五十九條規定，不得為醫療廣告。

由於該法屬於行政命令，不是立法院通過的法律，所以目前推拿這一行業仍處於無法可管。民俗療法人士執行「理筋、推拿、整脊」仍然受到醫師法第廿八條的限制。二〇〇四年十一月三十日衛生署舉辦「研商不列入醫療管理行為公告修訂事宜第二次會議記錄」決議第六項：「推拿手法」現已納入正規醫事學校養成教育課程中，未來朝向將傳統整復推拿手法列入醫療管理，統為醫療業務範疇，應由合法醫師資格者或合格醫事人員依醫囑執行之。

台灣衛生署已於二〇一三年七月二十三日正式更名為衛生福利部，其中的中醫藥司對於民俗療法具有管轄與督導權利。二〇一九年十一月勞動部主管的全國技術士技能檢定，首次舉辦「民俗調理業傳統整復推拿」單一級技術士考試，分筆試和術科兩部分舉行，惟民間沒有中醫師執照者，不能在醫療場所執行推拿行為。雖然可以在不同門出入的中醫院所旁執行手法調理，或自行經營養生館與國術館，但是不能廣告療效，其手療方式也只能稱為「傳統整復推拿」，不能單獨稱為「推拿療法」，以便與正統中醫治療方法做區隔。

由於法令尚未完善，坊間許多推拿師、整復師的素質良莠不齊，部分業者過於誇大宣稱療效，尤其是未經確實檢查與診斷就貿然從事治療手法，可能造成患者二度損傷。推拿理筋是中醫骨傷科非常重要的治療方式，執行人員必須要經過中醫學的訓練，了解人體生理解剖及辨證，同時根據個別症狀表現採用因應治療措施，因此生病時，務必要選擇合法的醫療機構進行治療。

一樣在中醫機構做推拿，健保不一定給付喔！

除了一般人很容易將傳統整復推拿與中醫的推拿療法混淆，許多人也常誤以為只要是在衛生相關院所實施推拿，都是醫療行為，健保應該都有給付。事實上，衛福部明文規定，只有中醫師親自執行的相關療法，才是受醫療法規範的醫療行為。因此健保局規定自二〇一〇年四月起不給付未由中醫師親自施行的推拿，並對由推拿助理執行傷科推拿，卻申請健保的違規案例，處以扣回十倍給付費用暨停約一個月。二〇一一年五月更進一步宣布，設有民俗調理區之中醫醫療機構不得申請傷科健保給付。所以提醒讀者求醫時，應優先選擇至健保中醫醫療機構，確認是由合格有照的中醫師親自執行推拿療法，看診後也不要忘記核對收據的申報內容，確認是否為健保給付，為自己的健康安全與荷包嚴格把關。

中醫骨傷科推拿與民俗調理推拿區別

類別	中醫骨傷科推拿	民俗調理推拿
定位	醫療業務（屬醫療輔助行為）	不列入醫療管理行為

執行人員	由中醫師親自執行	沒有資格限制（不得涉及醫療行為及醫療廣告）
執行場所	中醫醫療機構	沒有限制
健保給付	中醫師親自執行才給付	不給付
病歷記載	由中醫師親自診察，並記載於病歷上	不能編寫病歷

【資料來源】：衛福部中醫藥司

Q 傷科是不是只有推拿按摩、貼膏藥？

A 許多人對中醫骨傷科的印象，大多是處理跌打損傷、扭挫傷等問題，所以好像只有推拿、貼膏藥。其實**中醫骨傷科所使用的治療方法非常多種，包括推拿、理筋、針法、灸法、薰洗、熱敷、拔罐及各種外用藥敷貼，甚至是中藥內服，這些都是骨傷科會運用**

的治療方式。

中醫骨傷科所涵蓋的範圍相當廣，包括筋骨、皮肉、氣血、經絡、臟腑等損傷與疾病，所以臨床上只要是傷筋、傷骨或骨病都是骨傷科的患者。傷筋是指人體軟組織損傷，如韌帶、肌肉、肌腱的痠痛或受傷；傷骨是指骨折、脫臼和關節半脫位；骨病則泛指與骨骼關節生長、發育、代謝等有關的疾病，例如骨折癒合、小兒轉骨、僵直性脊椎炎、骨質疏鬆、痛風性關節炎等皆是。

通常受過正統訓練的中醫骨傷科醫師，不會單單只使用所謂的外治手法，因為中醫治療講究「整體性」與「辨證論治」，雖然是皮肉、筋骨的損傷，但是也要考慮可能對於氣血、經絡或臟腑所產生的損傷，因此必須適當配合一些方藥調理，這樣才能根本解決損傷問題，避免後遺症殘留。

手法治療

中醫骨傷科經常提到「手法」，其實就是我們所熟知的推拿、理筋、按摩等療法，這是指醫師（或施術者）用自己的手、肢體或藉助器械，運用特定的技巧動作，直接施加在患者特定部位。常見的手法有正骨手法、上骱手法、理筋手法等等。

- **正骨手法**

過去許多人對於我們在臨床經常運用一些手法治療骨折覺得不可思議，因為印象中骨折都必須要到醫院去打石膏或手術固定。事實上，中醫數千年來都是以「正骨手法」處理骨折而且療效極佳，《醫宗金鑒》內就有〈正骨心法要旨〉記載各種骨傷科治療手法。正骨手法又稱整骨手法、接骨手法，主要是運用於骨折復位。

- **上骱手法**

上骱手法是一般人比較陌生的名稱，「骱」是指骨頭與骨頭相接的地方，中醫將關節脫位稱為「脫骱」，顧名思義，上骱手法就是把脫位的關節復位。目前臨床上較常運用在肩、肘關節脫位。

- **理筋手法**

理筋聽起來好像很陌生，其實就是我們熟知的推拿、按摩，主要運用在筋的損傷，由於現代人生活型態改變，體態、姿勢不正確，傷筋已經是中醫骨傷科門診最常見的疾病，而且這類損傷通常需要長期治療，臨床上大多會配合熱敷、薰蒸、針灸或藥物做治療。

藥物治療

藥物也是中醫用於治療骨傷科損傷與疾病的重要治療方法之一，因為人體是一個有機的整體，一旦身體遭受損傷，不僅是活動受到侷限，身體內在的氣血、經絡、臟腑也會受到影響。

這時候就必須藉助藥物來幫助氣血活絡，使損傷及早修復。在臨床上我們使用藥物輔助治療機會很多，有內服的「內治法」也有外用的「外治法」。

・內治法

內治法指透過服用中藥使身體損傷部位或是整體獲得改善與治癒，一般最常用的是「活血化瘀」的藥物或方劑，中醫有「不通則痛」的說法，一旦人體遭受損傷，經絡受損就會影響血液暢通，同時經絡阻滯就會產生疼痛。可藉由手法幫助氣血暢通，配合活血或破血類藥物，方能快速疏經止痛。

除了損傷急性期使用活血化瘀藥物，中後期亦可藉由補養氣血、補益肝腎的藥物來幫助損傷恢復。

・外治法

中醫骨傷科以手法治療傷筋、傷骨問題時，經常搭配外用藥物以加強療效。**常見的有用外用藥物做患處的敷貼（如藥膏、膏藥、藥粉），以促進局部血液循環**。臨床上要做推拿按摩之前也經常使用藥酒、藥油用在局部按摩、塗擦，主要是用來刺激血液循環，幫助消除腫脹、瘀血。此外我們也經常會利用藥物煮沸後的藥汁做局部薰洗，幫助局部氣血循環，藉以改善受傷組織腫脹、瘀血現象，尤其是四肢損傷兼有風濕者最適合做局部薰蒸。

針灸治療

針灸是針法和灸法的合稱。「針法」是利用不同的針具，在人體一定的部位或穴位施以不同的手法與刺激來進行治療。「灸法」是用艾絨等各種藥材，薰灼體表的特定部位，以溫熱刺激來進行治療。**針灸是一種中醫的治療疾病方法，是一種「從外治內」的治療方法**。

臨床上針灸經常被運用在骨傷科患者，因為針灸療法能夠激發經絡之氣，經絡疏通之後，可使瘀阻的經絡通暢，進而發揮其正常的生理作用，對於臨床出現疼痛、麻木、腫脹等症狀的患者，能幫助經絡疏通、氣血運行正常。針灸能改善局部血液循環，所以對骨折患者施針能改善骨折裂端局部血液循環，增加新骨生成的作用，同時又能緩解疼痛。針灸能夠調整臟腑機能，使人體從陰陽失衡的狀態恢復，最適合骨傷科損傷造成人體內部的氣血、經絡、臟腑紊亂，有助患者恢復健康。

Q 推拿、按摩、SPA有甚麼不同呢？

A 現代人習慣去美容養生SPA館做按摩，以求達到舒壓放鬆的效果，坊間許多SPA館也會強調經絡按摩，久而久之按摩與推拿這些名詞就出現混淆的狀況。其實正統源自於中醫療法的推拿按摩歷史非常悠久，只是現在人將這些舒壓手法稱為按摩，推拿則比較偏向中醫療法。

推拿即按摩，是治療方法也是治療手法

早在二千多年前的《黃帝內經》就有推拿、按摩的記載，中國明代的《小兒推拿方脈活嬰秘旨全書》、《小兒推拿秘訣》等著作將按摩改稱為推拿，唐朝的太醫署即已設立按摩科。清朝的《醫宗金鑑》將傷科手法分為「摸、接、端、提、推、拿、按、摩」等八種手法，所以推拿、按摩可以說是一種治療方法，同時也是治療手法的名稱。

「推拿」古代稱為按摩、按蹻。推拿療法是中醫骨傷科常用的外治手法之一，即現代醫學的物理治療療法的一部分。推拿是透過手法產生動力加上生物電、遠紅外線等等，對經穴、經絡、皮膚進行刺激，通過經絡系統達到調節機體局部或整體生理效應，進而產生防病治病效果。

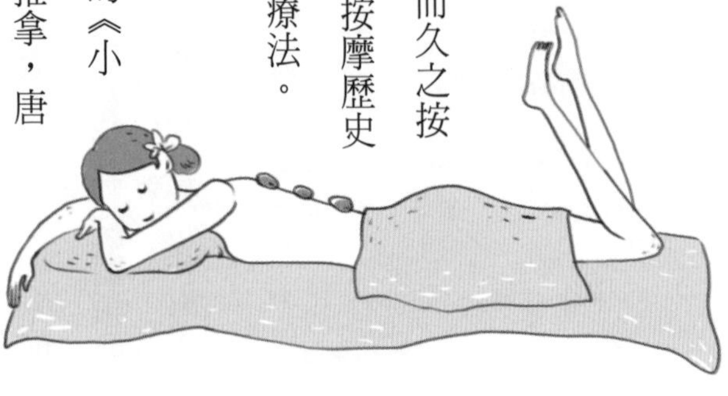

在中醫醫療體系中，按摩推拿有其一套完整的理論。中醫治療一般分為「皮、脈、肌、筋、骨」五個層次；按摩推拿主要是在身體表面特定部位，施以各種手法恢復或改善身體機能。但是從施行方式來看，現代按摩和傳統中醫推拿已有些許分別。現代按摩歷史不長，手法種類較少，主要作為放鬆肌肉、促進氣血循環，達到解除疲勞、舒緩身心壓力的目的；而傳統中醫推拿已有千年悠久歷史，手法種類繁多，在古早農村時代都被用來治療內外科、婦科、兒科或者是骨傷科等疾病。

中醫推拿按摩與 SPA 按摩大不同

隨著時代潮流演變與消費水準的提升，目前SPA美容養生館大多與飯店、美容醫學診所結合，提供的療程內容多元，不過一般美容養生的按摩大多限於肌肉表層，主要是作為放鬆紓壓，與中醫推拿按摩透達深層筋膜不同。

SPA 這名詞源自拉丁文「Solus Par Aqua」的縮寫，意思為「健康源於水」，所以有些人將其稱為「水療」。主要是利用水資源結合沐浴、按摩、塗抹保養品和香氛薰蒸來促進身體新陳代謝，幫助精神情緒放鬆，滿足人的五感（視、聽、觸、嗅、味覺），使身心愉悅。

SPA的歷史久遠，十五、十六世紀歐洲比利時南方一個出產天然溫泉名為SPAU的小鎮，其山谷中有一個富含礦物質的熱溫泉，當時有許多貴族到這裡來度假療養，這種溫泉理療方式十八世紀後開始在歐洲的貴族間風行起來，成為貴族們休閒渡假的首選。後來逐漸在民間流行起來，經過後人不斷賦予新意，成為我們現在熟知的ＳＰＡ美容養生，變成一種時尚的休閒活動。

以紓壓放鬆為主的ＳＰＡ，大多偏向美容調理，在顧客為尊的立場，環境都是佈置得非常舒適、優美，結合了芳香、光線、音樂等元素，執業人員也大多為專業的美容師或芳療師，所提供的服務內容多為芳香精油、美容保養，按摩手法當然也是以舒壓、放鬆為主，這與身體遭受內外傷或意外扭挫傷，必須接受中醫推拿治療大不同。

隨著社會時代潮流演變與消費水準的提升，無論是推拿、按摩或是ＳＰＡ，都已由傳統的醫療模式，逐漸演變成現代人追求養生的時髦風尚。目前台灣業者大都結合多種元素，融合中醫療法的精髓，既提供舒壓、美容的氛圍，又兼顧消費者重視養生的需求。

Q去美容養生館做ＳＰＡ，是否按得越用力越痛代表越有效？

現在低頭族越來越多，電腦等數位產品已經是生活必需品，有些人上班需要整天打電腦，平常又愛滑平板或手機，肩頸僵硬、腰痠背痛的族群越來越多，很多人習慣去給人

「抓龍」（按摩）放鬆一下，不過有人越按越痛，但是美容師或整復師傅都會說，痛就代表按到穴位，而且越有效，這是真的嗎？

A 其實，按摩或推拿用的是「巧勁」，只要按對位置，輕輕推拿或按摩就有效，並不需要用力，重點是在位置而不在力道，更不是越痛越好。一般來說，經絡、氣血阻滯，會造成局部肌肉組織僵硬、腫脹，在做推拿或按摩、柔性整脊等軟組織鬆動術時，能夠疏通氣血經絡，有些人會感覺肌肉變得較為鬆軟，可是原本阻滯部位疏通之後，有些人會感覺有點痠痛，這些都是正常現象，一般一至二天內都會感覺身體更加輕鬆，而不是更加痠痛，如果在一般整復或美容養生館做按摩時，越按越痛，很可能是施術者施力不當或是按錯部位，應立即停止，以防肌肉筋膜發生炎症反應。

Q 整脊（整骨）能夠改善脊椎問題嗎？

坊間多流傳整脊能夠改善脊椎問題、如骨刺、脊椎側彎，又有些宣稱能改善慢性病，如氣喘、過敏性鼻炎、胸悶、心悸、失眠等等。整脊究竟是什麼療法？有沒有效？誰適合做整脊呢？

A 整脊須由專業醫師執行

「整脊」的正確醫學名稱應該是脊骨神經學（Chiropractic）、脊骨矯治（Spinal Manual Therapy），或是脊椎矯正術，這項技術源自於美國，由巴摩爾醫師（Dr. Daniel David Palmer）於一八九五年所發展出來。主要是以神經解剖及生物力學為理論基礎，利用槓桿力學的方法，在無痛又自然巧妙的手法下，將受到壓迫的脊椎神經矯正，使其復位，迅速恢復軀體內臟器官之血液循環，並使不適症狀得以消除。

目前在歐美、加拿大等數十個國家均有相關專業認證，這些合格脊骨神經醫師（Doctor of Chiropractic，DC），都必須經由四年的嚴謹訓練，才能考取專業執照並獨立執業。

但是在台灣，「整脊」這名詞經常與傳統民俗療法的整骨、推拿整復等混淆，而台灣現今民俗療法的從業人員並沒有嚴格的專業執業訓練，素質良莠不齊，不時傳出因為做推拿、整骨而造成中風或骨折，甚至四肢癱瘓，使得一般大眾質疑整脊的安全性。

目前行政院衛生福利部將「整脊」定義為醫療行為，只有專業合格的醫師（包括中、西醫）及物理治療師，且接受過脊骨矯治醫學相關研習者，才可以進行整脊治療。因為專業的醫療人員皆受過扎實的診斷、人體解剖學等訓練，比較能準確判斷病因，並提高治療的效果及安全性，對於病患才有保障。

整脊和西醫骨科、復健科或是中醫骨傷科的療法有何不同？

脊椎矯正術（整脊）的主要特色是不採取吃藥、打針、手術等方法，而是藉由治療者的手技去調整及矯正已經偏移、不平衡的骨骼關節肌肉，使身體恢復無痛且最大的活動度。

西醫的骨科，多半是以藥物、手術方式治療骨骼、關節、肌肉問題，而復健科則以物理治療的方式，如冷或熱敷、紅外線、超音波、牽引、運動治療等等。中醫骨傷科多半結合上述方式，以理筋、推拿、按摩、針灸、中藥等方式進行筋骨損傷，與整脊手法較為相近。整脊療法在脊椎部位的矯正手法與推拿手法的「扳法」很類似，但整脊療法常需依靠整脊槍與整脊床輔助，而扳法主要依賴施術者雙手或一腳來治療，這是兩種療法比較大的不同。

哪些疾病適合做整脊？

脊椎矯正術（整脊）著重的是調整失衡的身體結構，所以較適合因為骨骼、關節錯位，或肌肉不平衡引起的疾病，如椎間盤突出、脊椎滑脫、坐骨神經痛、急性頸痛（落枕）、急性下

背痛、急慢性腰扭傷等等問題。至於其他內科方面疾病，如呼吸、循環、消化等系統疾病，整脊是否有療效，還需要更多臨床研究來證明，所以不宜過度相信坊間誇大的宣傳，反而延誤治療時機。

哪些人不能做整脊？

任何一種療法都有它的適應症也有禁忌症，整脊對於某些疾病效果明顯，但有些人卻不適合整脊。

1. **脊椎不穩定者**：可能因為外傷或骨折造成脊椎不穩定，在未確定診斷（如X光檢查）及固定治療之前，不宜接受整脊，以免造成脊椎或神經二度傷害。
2. **骨折高危險群**：老年人或骨質疏鬆症、發炎性關節炎（如類風濕性關節炎、僵直性脊椎炎）患者，其骨骼脆弱，經不起外力壓迫，脊椎骨可能會斷裂腰斬（即所謂胡蘿蔔棒骨折Carrotstick Fracture），脊椎骨折也可能造成神經壓迫，導致肢體癱瘓。因此這類患者不宜接受推拿、整脊等療法。
3. **骨骼感染**：不論是細菌性或結核性感染，都會使骨骼變得比較脆弱，接受整脊可能導致脊椎斷裂，也可能將感染轉移擴散出去。
4. **椎底動脈血循不良或主動脈瘤，以及高血壓、動脈硬化症、心血管疾病的高危險群**，都不適合做整脊，以免發生動脈剝離、破裂，或腦中風。

5. **癌症及腫瘤患者（尤其骨腫瘤）**，可能將腫瘤細胞推散出去，加重病情。

注意事項

1. 須找受過專業訓練之合格脊骨神經醫師。非專業醫事專業人員執行整脊，可能因診斷不正確或是矯正手法錯誤，提高整脊的危險性。
2. 接受整脊之前必須經過詳細問診、檢查（X光、MRI等），確診之後才能做整脊。未經正確診斷即進行整脊，可能造成嚴重的併發症，如骨折、中風、四肢癱瘓。
3. 接受整脊治療越早療效越好。損傷發生半個月以上未治癒即變成慢性疼痛，通常療效較差，恢復期也較長，甚至影響內在臟腑機能。
4. 整脊之後仍需要注意日常生活起居，尤其姿勢體態的維持，並配合運動，才能維持良好治療效果。
5. 整脊頻率應視病情需要，不宜過度頻繁進行，通常一周最多做一至二次。

【附】整脊手法的適應症和禁忌症

整脊手法固然可治療許多相關病症，但在調理過程中，無論患者病變因素、治療手法熟練度或辨證專業知識豐富與否，都關係治療成敗。以下整理整脊手法的適應症、注意事項和禁忌症：

（一）坐位頸椎牽引法

適應症	頸椎骨折脫位或中青年頸椎椎間盤突出症、鉤椎關節紊亂症。
注意事項	牽引不宜過重，以患者能忍受，較舒適的力為宜；密切注意病人自我感覺。
禁忌症	兒童及老年人禁用。對於不明確診斷者；寰樞關節錯縫或頸椎病頭暈為主訴者；合併心臟病、高血壓、哮喘及甲狀腺亢進患者；坐位牽引下禁用手法整骨。
手法意外	曾有七十五歲老人坐位超重牽引引起慢性青光眼急性發作。

（二）臥位方式牽引法

適應症	頸、胸、腰、骨盆損傷。
注意事項	頸椎牽引不宜過重，以患者能忍受、較舒適為宜；腰、骨盆牽引不宜超過體重。

禁忌症	診斷不明確者，禁用暴發性用力；椎間盤突出症急性期；合併心臟病和哮喘、甲狀腺亢進患者；孕婦忌用骨盆牽引。
手法意外	曾有仰臥位頸椎牽引，頸後加墊導致四肢水腫。

（三）頸椎旋扳法

適應症	頸椎損傷，頸椎生理曲線異常的中青年患者。
注意事項	此法旋轉切忌暴力；顱枕樞紐作用力線可達四、五頸椎，其旋轉作用點主要為此二椎體。
禁忌症	診斷不明確者；合併心臟病、甲狀腺亢進患者；頸椎生理曲線異常加大或消失者；超過頸部正常旋轉範圍的旋轉，應視為暴力旋轉，禁用；老年患者及十六歲以下兒童禁用；頸椎手術後或陳舊性骨折脫位禁用；牽引下禁用此法；先天性畸形者禁用。
手法意外	誤用頸部強力旋扳致寰樞椎脫位、第四頸椎橫突骨折、脊髓損傷截癱。

（四）斜扳法

適應症	胸腰椎關節紊亂、側彎、胸腰椎生理曲線異常。
注意事項	側臥體位，軀體和下肢在一中軸線上；如疑一側椎間孔壓迫神經根者，患側在上，而且不宜左右側扳；腰部僵硬者者慎用。
禁忌症	診斷不明確者；頸椎禁用此法；椎弓裂與椎體滑脫者以及骶椎裂者禁用；孕婦禁用；骨質疏鬆者禁用；胸腰椎手術後禁用。
手法意外	腰部肌肉緊張狀態下行暴力斜扳法致椎弓骨折或髓核破裂導致截癱。

（五）胸廓圓筒旋轉法

適應症	胸腰椎損傷，關節突關節紊亂，椎間盤突出症。
注意事項	此法主要是通過胸腰樞紐旋轉，調整其作用線下之下段胸椎及上段腰椎；運用時需固定骨盆。
禁忌症	診斷不明確或合併嚴重心臟病、哮喘者；椎弓崩解與脊柱滑脫者；椎間盤突出症急性期者；胸腰椎手術後；骨質疏鬆症患者慎用。

（六）整盆法

適應症	骶髂關節錯縫或脊柱側彎、骨盆傾斜者。
禁忌症	診斷不明者；椎弓裂、脊椎滑脫以及骶椎裂者；孕婦禁用。

（七）過伸法

適應症	腰椎生理曲線變直者或屈曲型壓縮性骨折。此法宜在牽引下墊枕過伸。
禁忌症	診斷不明者；脊椎滑脫者；孕婦忌用；慎用墊枕懸空過伸手法。
手法意外	腰骶過伸和旋轉復位法為主治療腰椎間盤突出症，導致以括約肌功能障礙、馬鞍區麻木、小腿肌肉癱瘓為主要表現的馬尾神經損傷。

（八）屈曲法

適應症	腰椎彎曲加大者，包括脊椎滑脫症，此法配合仰臥懸吊來完成。
禁忌症	腰椎曲變直之椎管狹窄症；骨質疏鬆症慎用。

手法意外

急性腰扭傷行俯臥位、下肢過伸手法導致腰椎間盤突出症。仰臥被動直腿抬高至九十度並背屈腳掌手法時，粗暴抬腿且背屈下壓力過大，致髖部血腫。

Q 去傷科推拿之後隔天更痛，是正常的嗎？

小王上週下樓梯時踩空，不小心扭傷左腳踝，本以為休息一二天會好，沒想到痛到無法起床，家人送他去看中醫，推拿之後馬上就能下床走路，可是隔天疼痛又更嚴重了，這是正常現象還是病情惡化呢？

A 一般中醫骨傷科在發生急性扭挫傷時，是不會做任何手法治療的，**通常急性損傷前二日（四十八小時內）採取的是 PRICE 的步驟，即保護**（Protection）、**休息**（Rest）、**冰敷**（Ice packing）、**壓迫**（Compression）、**抬高患處**（Elevation）。

如果損傷部位有傷口則先做清創消毒；如果無傷口但有瘀血腫痛，可先清洗患處，以冰袋外敷壓迫患部，每次十分鐘，每天早中晚各冰敷一次。再外敷「如意金黃散藥膏」（組成：薑黃、大黃、黃柏、蒼朮、厚朴、陳皮、甘草、生天南星、白芷、天花粉），並以繃帶包紮，每五至六小時更換藥膏一次。**急性期過後改用溫敷，熱水袋內盛裝攝氏六十、七十度熱水，以毛巾包覆後熱敷，每次勿超過二十分鐘，一天重複二至五次**，並改用溫熱外敷藥，以加速身體新陳代謝及血液循環，同時可緩解姿勢不良引起的慢性疲勞。

損傷者在傷科門診或經推拿整復手法，隔天感覺更痛，有兩個可能性，一個是治療者過度的手法治療，造成醫源性損傷，使原來發炎腫脹組織更加腫脹，所以隔天更痛；另一種較容易發生在慢性傷患者，因為患者早已習慣長期的損傷姿勢，只有歪歪不正的姿勢才感覺不痛，門診在短時間內很快整復成正確姿勢，患部鄰近組織並未完全配合矯正，所以感覺疼痛，就像一個駝背的老太太，脊椎已經彎曲三十年了，外科或骨科一次將她的脊椎矯正恢復正常，歪妹隔日醒來變正妹，你想她會馬上習慣嗎？

通常有經驗的醫師會先告訴患者可能手法理筋推拿之後會更痛一天，所以要同時配合內服傷科藥或外用貼布。臨床上除了提供患者正確的診斷與治療方法，術後的衛教也非常重要。

Q「喬」關節是不是一定要有喀喀聲，才表示喬對位置？

很多患者到骨傷科門診做推拿時，很喜歡問醫師，沒有聽到喀喀聲是不是代表位置沒「喬」對？

A 其實，這種喀喀聲響幾乎每個人經常會發生，比方扭扭脖子、扳扳手指頭或是坐久了站起來伸懶腰，都有可能聽到關節出現聲響，為何會有這聲音呢？這樣的聲音是好還是不好呢？推拿（尤其是整脊）是不是一定要有這樣的聲音才是正常？

關節活動時會發出聲音可能有幾個原因：

1. **肌筋膜太緊**：如長時間維持同一姿勢，肌肉韌帶過度僵硬，活動關節就會產生聲音。

2. **關節潤滑液不足**：關節隨著年紀增加或是使用過度，造成軟骨表面過度磨損，潤滑液不足，也可能在活動關節時發出聲響。

3. **關節過度鬆動**：關節過度使用或因運動傷害產生韌帶鬆弛，關節容易在活動時產生聲響。

4. **關節內氣體受到壓迫**：關節滑囊為負壓狀態，當關節受到壓力時滑囊就會凹陷，滑囊液內的氣體受到擠壓會變成氣泡，當凹陷滑囊彈回去時會發出聲響。

推拿或整脊的主要目的是將脊柱位置調整至正確位置，改善錯位的關節面，使緊繃僵硬的肌肉筋膜鬆展，施術過程中，也許關節腔的氣體會被擠壓出來而產生喀喀聲響，這些都是正常的現象，但並不是一定會發生，或必須發出聲響才能達到療效。其實很多患者只需要微幅調整肌肉，或只是小幅度、小力道、慢慢調整骨頭，就能達到效果，並不需要像坊間許多推拿整復師，一定要用力掰病人的骨頭，讓人痛得唉唉叫才是有用的。我們在調整脊椎，尤其是頸部，最忌諱施力不當，這些部位非常容易造成嚴重的神經性損傷，嚴重者還可能會癱瘓，不可不慎。

Q 為什麼傷科也要吃中藥？

「媽，我阿榮啦！我吃你寄來的ＸＸ運功散，胸口鬱悶中氣不順都已經好了……」這是一支曾紅遍大街小巷的某藥品廣告，相信許多人都印象深刻，為什麼傷科也要吃中藥呢？

A 骨傷科的損傷也會傷及氣血

我們的身體是一個整體，身體如果受到外來因素或因為內在因素影響造成損傷，都會影響到全身的氣血、經絡，最終又會影響體內臟腑功能，因而產生一系列的症狀。

明代薛己的《正體類要》提到：「肢體損於外，則氣血傷於內，營衛有所不貫，臟腑由之不和。」說明了人體的局部損傷也會影響到整體功能。所以中醫在處理骨傷科的問題，也會根據患者個別情況，兼顧到局部與整體，可能同時採用外治與內治法，這就是為什麼中醫骨傷科醫師也會同時開立一些方藥做為治療。

人體是由氣血、經絡、臟腑、皮肉、筋骨、津液等共同組成的一個整體，而骨傷科最常見的皮肉、筋骨損傷和疾病，也會連帶影響到經絡的暢通，引起經絡阻塞，氣血凝滯，最後導致臟腑的不和，這是一連串的骨牌效應。

臨床上遇過許多人因為胸悶、頭暈、頭痛等不適症狀到處求醫都無法根治，其實再細究過去病史，也許就是某次的筋骨損傷所遺留後遺症，但一般人可能只注意到比較明顯的症狀，朝內科疾病去求治，忽略了損傷引起的經絡連鎖反應。所以，在診治疾病過程中，應從人體的整體觀念出發，對氣血、筋骨、經絡、臟腑之間的生理、病理關係加以研究，才能認識傷病的本質和病理變化的因果關係。

損傷的內治法

中藥運用在骨傷科是非常重要的療法，通常分為內治與外治二種用途。內治法就是指直接服用藥物來治療骨傷疾病，外治法是指運用藥物敷貼、擦拭在傷患局部，或是使用薰蒸、濕敷、熱熨等方式，這些都是骨傷科常見的治療方法。

臨床上我們主要根據損傷的發生時期來選擇內服方劑，**一般以活血化瘀為主**，因為皮肉筋骨損傷最直接受到影響的氣血，氣血之間關係緊密，「氣為血之帥，血為氣之母」，氣隨血行，所以任何損傷只要傷到氣就一定會傷血，有失血也會耗損氣，因此骨傷科的內治法，必須兼顧

「治血」與「理氣」。同時根據個別情況，搭配一些消腫、清熱、散寒、舒筋的藥物。

活血化瘀藥通常包括「活血」、「破血」兩類。活血藥是指具有促進血液運行，或消除瘀血作用的藥物，這類藥通常兼具補血功效，如當歸、紅花、益母草、丹參、雞血藤等等。破血藥一般是指化瘀藥，如大黃、水蛭、虻蟲、荊三稜、莪朮、桃仁等等。這類藥物作用峻猛，行血逐瘀作用比活血藥強，且許多蟲類藥物具有毒性，使用不慎容易出現耗血、耗氣、傷陰等問題，因此必須留意使用劑量，也要提醒孕婦、體弱、氣虛、出血證的人，都要避免使用這類藥物。

骨傷科常用藥物：

- 活血類藥物：當歸、紅花、益母草、丹參、威靈仙、雞血藤。
- 破血類藥物：莪朮、荊三稜、水蛭、虻蟲、斑蝥、桃仁、木通、乳香。
- 順氣類藥物：砂仁、青皮、木香、枳殼。
- 補血類藥物：熟地黃、當歸、白芍、丹參
- 接骨類藥物：續斷、杜仲、骨碎補、五加皮

內治法與損傷週期

- **損傷早期**：傷後二週內，宜用「攻」法，兼顧理氣、治血。常用攻下逐瘀法、行氣活血法、清熱涼血法。

- **損傷中期**：傷後二至六週，此時受傷部位的腫脹差不多已消退，疼痛也緩解，宜用「和」法，以和營生新、續筋接骨。常用和營止痛法、接骨續筋法、舒筋活絡法。
- **損傷後期**：傷後六週以後，此時因為氣血耗損，大多出現虛象，宜用「溫補」法。常用補氣養血法、補養脾胃法、補益肝腎法、溫經通絡法。

各種內治法與方劑

分期	內治方法	常用方劑
早期	攻下逐瘀法	桃仁承氣湯、雞鳴散、大成湯
	行氣活血法	活血消瘀：復原活血湯、活血止痛湯、活血化瘀湯 行氣活血：膈下逐瘀湯、順氣活血湯、血府逐瘀湯
	清熱涼血法	清熱解毒：五味消毒飲 涼血止血：十灰散、四生丸、小薊飲子

中期	和營止痛法	和營止痛湯
	接骨續筋法	接骨丹、接骨紫金丹
	舒筋活絡法	蠲痺湯、舒筋活血湯
晚期	補氣養血法	四物湯、八珍湯、十全大補湯
	補養脾胃法	補中益氣湯、參苓白朮散、歸脾湯
	補益肝腎法	腎陽虛：金匱腎氣丸、右歸丸 腎陰虛：六味地黃湯、左歸丸
晚期	溫經通絡法	大活絡丹、小活絡丹

Q 健步丸、維骨力對膝蓋無力有用嗎？

張阿嬤最近經常覺得膝蓋無力，坐下去經常就站不起來，一定要扶著桌子或牆壁才站得起來，兒子特地買了維骨力跟健步丸給她顧筋骨，可是她不知道自己能不能吃？

A 養生保健的意識抬頭，許多人經常會看媒體廣告，購買一些保健食品來服用。「健步丸」屬於中藥處方，因為同名方劑非常多，其組成也不一致，有些是治風濕，有些是筋骨痠痛。大多數健步丸的組成、主治與用法用量來看，都是一些舒筋活絡的中藥，主要用於腰膝痠痛，尤其組成與製法不同，服用劑量也不一樣，最好能經過專業中醫師辨證之後再使用。

中醫藥治療講求「對證」還要考慮到個人體質，所以使用這些還有中藥成分的成方一定要經過專業中醫師的診斷與建議，不要自己對號入座。

「維骨力」則是屬於西藥，西藥商品名 Viartril-s，是義大利 Rotta 藥廠的專利名稱，主要成分是葡萄糖胺硫酸鹽（Glucosamine Sulfate），適用於退化性膝關節炎。由於廣告做得非常大，名氣非常響亮，以至於一般民眾把含有葡萄糖胺（Glucosamine）為主要成分的產品，通通叫做「維骨力」。葡萄糖胺原本是人體可自行合成的物質，存在於軟骨與其他結締組織中，可以刺激軟骨細胞生產膠原蛋白及蛋白多醣，修護受損的軟骨組織，使軟骨吸收足夠的潤滑液，維持骨關節的健康。但隨著人體的老化，葡萄糖胺的合成速度逐漸趕不上分解的速度，會影響關節內細胞的新陳代謝，使得關節出現僵硬、發炎及疼痛難耐的症狀。

葡萄糖胺因為製造方法不同，而有葡萄糖胺硫酸鹽、葡萄糖胺鹽酸鹽（Glucosamine HCl）、及單純葡萄糖胺（Glucosamine free base）等等區別。狹義的維骨力是單指以葡萄糖胺硫酸鹽為主成分的產品，目前在台灣列為處方用藥，其他二種型態的葡萄糖胺被視為營養食品，在一般藥妝店就可以買到。

目前已經有許多研究指出，服用維骨力只能改善關節疼痛不適的症狀，延緩軟骨退化的速度，但是無法促進軟骨的生長，且沒有證據證明維骨力可以預防退化性關節炎的發生，所以不建議提前吃。雖然藥名叫做「維骨力」，想必應能加強骨骼強度或治療骨質疏鬆，但這卻是錯誤的聯想。事實上，維骨力的主要成分葡萄糖胺只是一種關節軟骨基質的成份，與骨鈣代謝及骨質疏鬆的治療無關。因此，單純服用葡萄糖胺，對預防和治療骨質疏鬆症並不具有任何效果。總之，維骨力只適用於退化性關節炎的輔助性治療，對於骨質疏鬆、骨折、或是其他它骨頭的傷害是無效的。

雖然長期使用葡萄糖胺的安全性是頗高的，只有少數人偶爾會有輕微有腸胃不適、精神不濟、頭痛、或心跳變快等副作用，但症狀都不嚴重。但要特別注意的是有些維骨力的成分中含有鈉鹽或鉀鹽，吃太多對心臟或腎臟不好，所以凡是有心血管疾病（如高血壓、心臟病）及腎臟病患者，必須諮詢過醫師或藥師才可使用。

Q XX行氣散、XX運功散對於腰痠背痛有用嗎？

小范在搬家公司工作，因為經常搬運家具等重物，總是感覺筋骨痠痛，以前睡一覺起來疼痛就會緩解，最近卻覺得腰痠背痛越來越嚴重，看廣告介紹XX行氣散、XX運功散，不知道這些產品有沒有用？

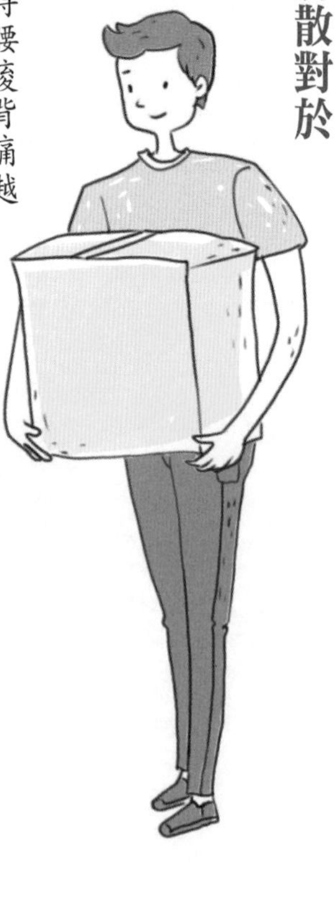

A 看媒體或電台廣告買成藥來吃的民眾非常多，在門診經常會有患者問：醫師，我能不能吃這吃那？因為廣告深入人心，大家對於XX行氣散或是XX運功散的既定印象是內傷、操勞過度，從這些成藥的組成來看，是我們非常熟悉都是屬於活血理氣，怯傷解鬱的中藥。

像小范這種經常荷重物，肌肉用力過度，很容易產生氣鬱內傷，確實非常適合以中藥調理。

廣告常見的XX行氣散主要是治療操鬱過度、精神過勞、跌打損傷所引起之中氣不順、瘀血停滯等各種症狀。XX運功散則是傷藥，屬行氣藥，主治運動傷害或是跌打損傷引起的氣滯，體內氣行障礙，氣運不暢所引起的氣結和氣閉。因外力傷害、跌撲、墜落、撞擊、閃挫、扭捩、壓軋、負重等，或是坐姿不良或搬運東西引起之閃挫傷，長期坐鬱過久、氣血停滯所引起的暗內傷，如司機朋友、辦公室辦公人員、工廠作業人員等等，因氣血循環不良，會有胸部鬱悶，是具有一定程度療效。

以上兩種用於傷科的內傷藥，都是由行氣與活血中藥組成，具有怯傷、解鬱的功用，主治也雷同，都可治療打撲跌傷引起胸部疼痛。不過在使用這類成藥之前，還是需要經過專業中醫師做體質與病證確診，不宜自行服用，同時也要注意避免劑量過度而造成破氣與溶血等現象。

中醫骨傷
常見疾病理療

Part 2

傷皮肉

胸脇肋挫傷

二〇〇五年夏天知名模特兒林志玲在大連拍攝廣告時不幸從馬背上摔下，造成胸脇部挫傷、肋骨骨折；二〇一三年四月林書豪在一場比賽中被對手不甚撞傷，造成右胸肌肉挫傷。這些名人的受傷，讓人注意到胸部挫傷的問題。

胸脇肋挫傷又稱「岔氣」、「閃氣」，是一種不正確的姿勢下，負重迸傷或扭轉傷及胸脇部的關節、軟組織，而引起胸部疼痛、活動受限的一種病症。林書豪在受傷時曾經用「瘋狂」來形容挫傷的疼痛不適，患者受傷時可能走、站、坐都沒問題，但是稍微動到胸肋部位就會疼痛厲害。由於外力撞擊或跌倒胸脇部位受力，造成胸脇部相對應的胸骨、肋骨、胸肌、肋間肌、前鋸肌等損傷血腫，引起疼痛，一般而言，胸部挫傷之疼痛會持續五至七天，若局部有紅腫可予適時的冰敷。但需要注意合併症的產生，如果發生持續性劇烈胸痛或呼吸困難，可能有遲發性的血胸或氣胸，必須立即就醫。

好發族群

多見於體力勞動者（如搬家工人、建築工人等等），運動員（尤其橄欖球、足球等等）。

為什麼會發生胸脇肋挫傷

胸脇挫傷主要因為在一種不正確的姿勢下，負重迸傷或扭轉傷及胸脇部的關節、軟組織，而引起胸部疼痛、活動受限的一種病症。大多數來自外力撞擊，例如車禍、成人大多屬於職業、運動損傷，小朋友嬉戲互相推擠撞擊，或者小朋友從高處撲向躺著的大人，都是胸脇挫傷的常見原因。

另外一種情況在臨床上也常會見到，那就是接受推拿按摩時，採俯臥，施術者如果對背部施力不當或過重，因而造成胸脇部壓傷、挫傷。

胸脇肋挫傷有什麼症狀

人體上半身由胸椎、胸骨與兩者之間左右對稱的十二支肋骨形成胸廓，周圍有胸大肌、胸小肌、前鋸肌、肋間外肌、肋間外肌、最內肋間肌等肌肉群包覆。由於呼吸時整個胸廓一直在活動，只要有一處受傷，患者就會感到時時作痛，包含呼吸、說話、旋轉上半身、彎腰，只要活動到軀幹就會牽引作痛。此外，進行胸脇部位觸診時，受傷處有明顯壓痛感。

胸脇肋挫傷如何診斷

這類患者通常有明確的外傷史，少數患者不記得有外傷過，但是有些人會記得胸脇肋的疼痛發生在強力咳嗽、噴嚏之後。

胸廓是心臟、肺臟非常重要的保護防線，如果這部位受到外力撞擊，必須要預防肋骨骨折，造成內臟損傷，或發生嚴重內出血、血胸、氣胸等現象，因為這些問題都有致命的危急性，所以必須觀察傷患的意識是否清楚，有沒有吐血、呼吸窘迫等現象，同時需要藉由X光輔助判斷是否有肋骨骨折。

胸脇肋挫傷這樣治療

胸脇肋挫傷首先要確認是否有肋骨骨折或移位（第十一、十二肋骨）的問題，這類問題會影響胸廓內部器官安全，需要藉由外科手術做處理。若無骨折問題，才能進行中醫骨傷科手法。

理筋推拿手法

患者採仰臥姿勢，手臂橫開，一般不會是大面積損傷，醫師透過觸診確定部位，可能在肋骨或胸骨，也可能在肋間肌，透過按摩與外敷藥方式消散血腫，每次回診都需要再次觸診，隨著血腫的退散範圍縮小，最後會呈現數個點狀分布即是受損最嚴重之處，也就是受傷時的受力點。

【固定】由於胸廓結構固定困難，在沒有嚴重移位之下一般不做固定。

TIPS

高醫師慣用手法

摩、揉、按、晃、擦抹、揉旋、搖等等。

居家照護

1. 局部冰敷與熱敷：受傷初期一至二天內需要冰敷，第三天之後，在醫師許可下開始進行熱敷，熱敷方式以熱毛巾、熱敷毯、紅外線燈等，留意溫度不宜過高以免灼傷，盡量不要有衣物阻隔，天冷時要注意保暖。

2. 在醫師許可之下，可以在自家做按摩。採仰臥姿勢，手臂橫開（需要放平或有軟墊支撐，不可懸空）另一手慢慢觸碰傷處，可以塗擦推拿按摩油膏進行按摩，胸脇部位適合以手指點按方式，切忌手掌大面積按壓、直推，會加重傷勢。手指點按順著胸肋骨走向，施力垂直於胸肋骨之上或肋間肌之上方，由於胸脇部位會伴隨呼吸有高低起伏，點按時要隨胸廓減輕力度，力度若過重，肌肉會明顯緊繃，就達不到按摩的療效。一日一次或數日一次，每次十至十五分鐘，按摩之後次日若有疼痛加劇需要休息數日不可接連按摩。

3. 後期呼吸較不痛，按壓也不太疼痛，可以做伸展運動。手臂橫舉、上舉，至定位後停留數秒至數十秒。深呼吸，透過呼吸時活動整個胸廓組織，一日一至二次，每次十至十五分鐘，由於深層肌肉無法透過按摩觸及，所以自主運動有其必要性。

4. 避免大笑、用力咳嗽，以及過度轉動上半身。

5. 如有下列情況要立即返診就醫：突然出現劇烈的胸痛；呼吸喘、呼吸困難或是有吸不到氣的情形；咳嗽中帶血；持續性無法緩解的胸痛。

傷筋

落枕〔急性頸椎關節周圍炎（Acute Fibrositis）〕

「落枕」是中醫學病名，又稱「失枕」，西醫稱作急性頸椎關節周圍炎（Acute Fibrositis），是頸部肌肉發炎的代名詞。用「落枕」這樣的病名就很容易理解，就是頭落在枕頭之外，想當然耳，受傷部位一定就是在頸部，病位也一清二楚。

落枕經常在起床時突然發生，起病快、病程短，通常二至三天就會慢慢緩解，就算不治療，一周左右也會痊癒，是一種非常容易反覆發作的疾病。但是如果你經常發生落枕，或是每次發作恢復時間較長，可能要考慮是否有頸椎症候群，應找專科醫生檢查確診，以便及早發現、治療。

好發族群

1. 男性多於女性。

2. 青壯族群。

3. 體質素虛或有風濕疾病。

4. 最常發生在春冬二季，夏季若貪涼（吹冷氣、吃冰品）也容易發生。

為什麼會落枕？

落枕主要是頸部肌肉伸展時間過久，包括肩頸側的斜方肌、胸索乳突肌，因為受到壓迫或過度伸展，導致頸部肌肉痙攣，而產生的強直性發炎疼痛。例如夜間睡覺時姿勢不良，或是過於沉睡而長時間維持同一姿勢，或是枕頭軟硬度不當或高低不平、枕頭過高或過低，頭頸部長時間處於過度偏轉（過伸或過屈）的位置，均可能使得一側頸部肌肉緊張，致使頸椎小關節扭錯，從中醫角度來看，主要是因為傷處肌筋僵硬不和，氣血運行不暢，即所謂「不通則痛」。

此外，落枕也經常發生在感受風寒之後，例如睡眠時頸部受風寒著涼，或是盛夏貪涼，白天跟晚上睡覺時冷氣、電風扇直吹，使頸背部氣血凝滯，筋絡痹阻，以致僵硬疼痛，動作不利。

落枕會出現什麼症狀

一般來說，落枕的發生大多是在早上起床後，突然感到後頸部、上背部疼痛不適，主要症狀表現為疼痛與斜頸，少部分人會伴隨有頭暈、目眩等問題。

1. 疼痛：可能出現頸部一側或二側痠痛，或是兩側俱痛，或是一側重一側輕，頭部轉動時疼痛會加劇，也可能會向背部或肩膀放射。

2. 斜頸：頭部明顯傾向患側，脖子不能靈活轉動，甚至向前低頭或後仰都覺得困難。由於頸部肌肉強直疼痛，頭部轉動時上半身必須同時轉動，以腰部取代頸部動作，因此動作極為不自然。

落枕如何診斷

落枕的患者，我們在檢查他的頸部肌肉時，會有觸痛，淺層肌肉有痙攣、僵硬，摸起來有「條索感」或塊狀。通常患者頭部會被迫要固定在某個位置（歪向患側），頸部歪斜，活動不利，不能自由旋轉或向後看，轉動頭部時，通常要連同身軀一起轉向。

落枕患者有些人頸部的疼痛會向肩背部放射，這時候就必須要跟其他疾病做區辨，如頸椎骨刺、椎間盤突出、頸椎滑脫等，這些疾病經常會造成頸椎神經壓迫，因此會出現肩頸疼痛、手臂痠抽、手指麻木等現象，不過落枕屬於偶發性的肌腱炎，疼痛部位僅限於頸椎肩背處，較少出現神經壓迫的痠麻感。

落枕這樣治療

落枕的治療方式與頸椎症候群差不多，而且落枕屬於單純性肌肉痙攣，起病急，又有自癒的趨向。所以，只要及時採取治療措施，症狀很快可以消除。落枕的治療方法很多，手法理筋、針灸、藥物、熱敷等均有良好的效果。

理筋推拿手法

1. 醫者站在患者身後，用一指輕按頸部，找出最痛點，然後用一拇指從該側頸上方開始，直到肩背部為止，依次按摩，對最痛點用力按摩，直到感覺明顯痠脹，反覆按摩二至三遍。

2. 以空心拳輕叩按摩過的部位，重複二至三遍（重複上述按摩與輕叩，可迅速使痙攣的頸肌鬆弛而止痛。）

藥物療法

以祛風散寒利濕、舒筋活血藥物為主，常用方劑有羌活勝濕湯、葛根湯、荊防敗毒散等。

針灸療法

1. 落枕穴：位於手背側，第二至三掌骨之間，指掌關節後約一釐米處，以拇指的指尖切壓揉按患側手背的落枕穴。
2. 懸鐘穴：位於足外踝上三寸，針四至五分，灸三至七壯，亦可按摩此穴，每次十五分鐘。
3. 不能前後俯仰者，取大杼、京骨穴、崑崙穴；不能左右回顧者，取肩外俞、後谿、風池穴。
4. 耳針：耳針埋穴於頸、枕區，以食指尖按壓上述耳穴五至十分鐘，或以食指端按壓上述耳穴。

居家照護

1. 注意睡覺時枕頭高度，選擇適合自己的枕頭，要能夠承托頭頸部，使頸部維持放鬆又平衡的姿勢。
2. 避免在乘坐交通工具時睡覺，午睡時

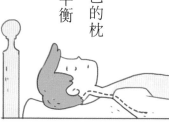

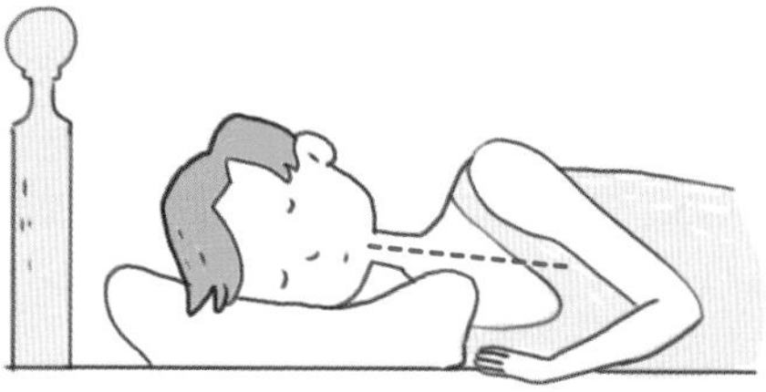

也要避免採取趴睡姿勢。

3. 注意頸部保暖，尤其夏天長期待在冷氣房，不要讓頸部直接吹冷氣。

4. 經常低頭工作、閱讀，或是玩手機的人，要經常抬頭並活動頸部，防止頸肌慢性勞損。

頸部鍛鍊運動

前俯後仰

1. 抬頭望月。
2. 還原。
3. 低頭看地。
4. 還原。
5. 重複十五至三十次。

左顧右盼

1. 頭頸向右後方轉，目視右方。

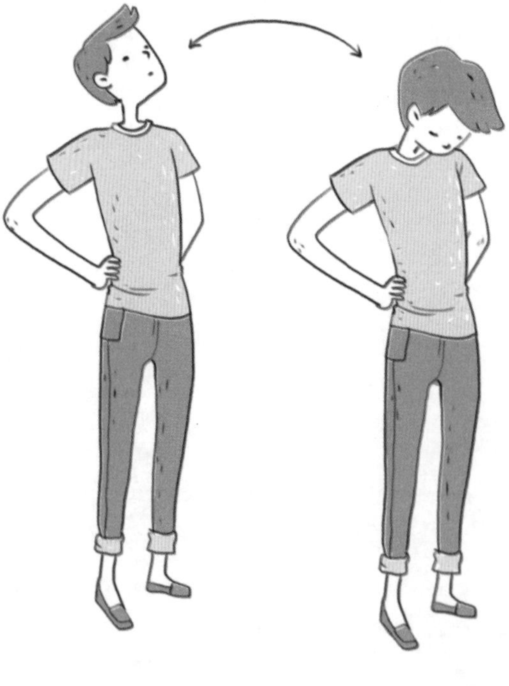

2. 還原。
3. 頭頸向左後方轉，目視左方。
4. 還原。
5. 重複十五至三十次。

前伸探海

1. 頭頸向前伸並轉向右前下方，目視前下方。
2. 還原。
3. 頭頸向前伸並轉向左前下方，目視前下方。
4. 還原。
5. 重複十五至三十次。

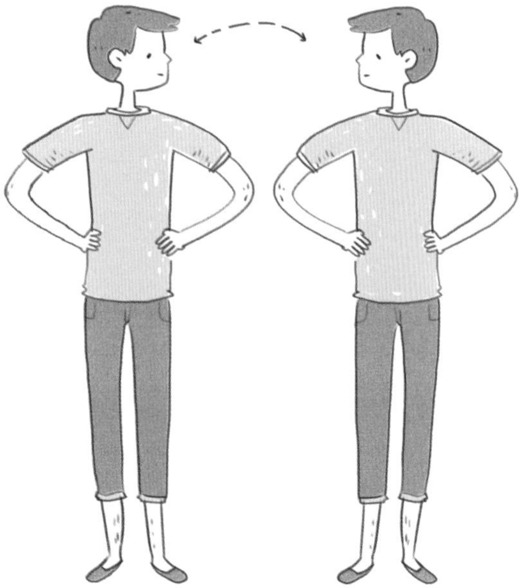

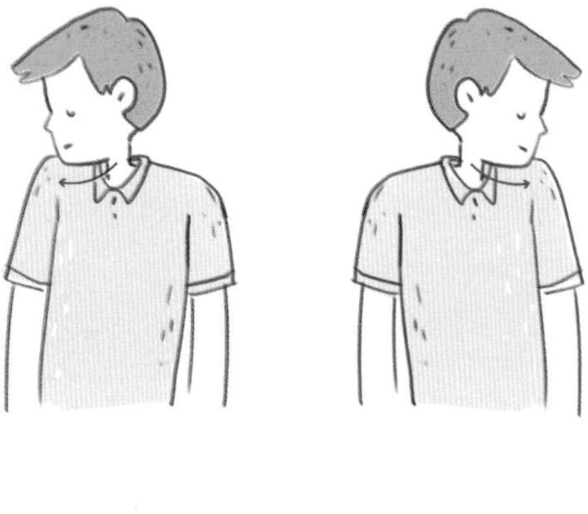

回頭望月

1. 頭頸向右後上方轉，目視右上方。
2. 還原。
3. 頭頸向左後上方轉，目視左上方。
4. 還原。
5. 重複十五至三十次。

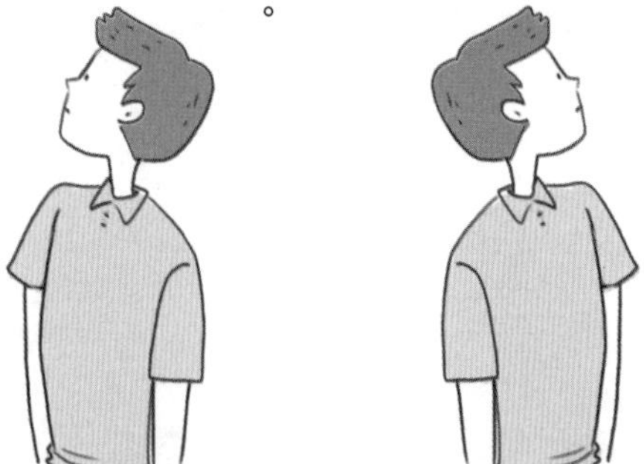

搖頭晃腦

1. 頭頸部自前由左向有環繞一圈。
2. 重複十至十五次。

【注意】轉動時速度宜慢，尤其是有眩暈、高血壓者。急性損傷者應慎用。

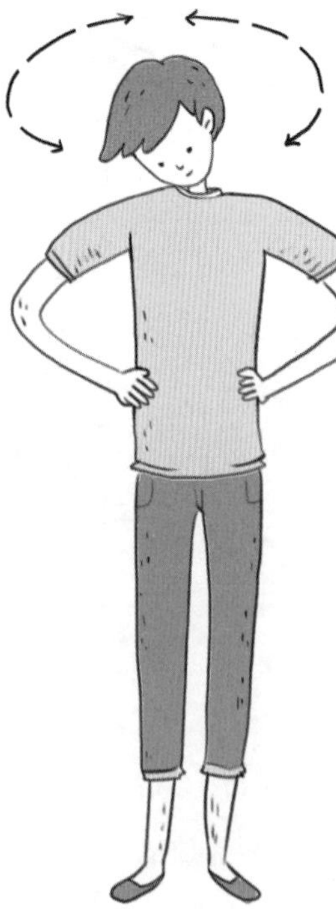

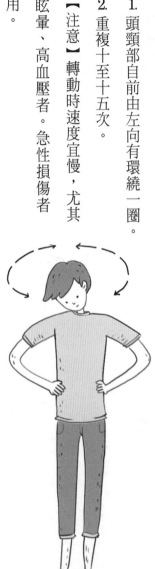

傷筋

頸椎症候群（Cervical Syndrome）

臨床上經常遇到很多患者，因為視力變差、喉嚨不適、長期偏頭痛或眩暈去看耳鼻喉科、神經內科，甚至也有長期反覆胃食道逆流，經常出入腸胃科的人，其實這些人當中有很多是因為頸椎退化產生的頸椎症候群，因為沒有找到真正病因而延誤治療，最後不僅身體不適沒解決，還讓頸椎的問題惡化。

頸椎病又稱為「頸椎症候群」，由於頸椎長期勞損、骨質增生，或椎間盤脫出、韌帶增厚，導致頸椎脊髓、神經根或椎動脈受到壓迫，造成頸椎及其周圍軟組織損傷或退行性改變，所引起一系列問題。

中醫對頸椎症候群早已有所認識，《靈樞・經脈》描述手太陽小腸經受損所呈現的病症為「頭不可以顧，肩似拔，臑似折。頸、頷、肩、臑、肘、臂外後廉（緣）痛。」即類似現今所稱的頸椎症候群。

好發族群

1. 好發年齡為四十至六十歲，發生的年齡有逐年下滑的趨勢。
2. 男性女性的比例相近。
3. 多見於長期低頭或仰頭的工作者（如電腦繪圖者、文書工作、建築師、實驗室研究工作者等），或肩頸長時間固定一種姿勢者（如美髮業工作者、汽車修護工等），或是長時間單手負重舉高者（如牙醫師、小提琴家、搬運工人、送貨員等）或有頸部外傷史者。

為什麼會發生頸椎症候群

頸部是頭部、身軀的重要聯結，頸部前側有咽喉、氣管、食道、甲狀腺等組織，兩側則有重要的血管、神經通過，中央則是支撐頭頸最重要的頸椎。

頸部的穩定與否，與頸椎骨、關節、肌肉、肌腱、韌帶這些構造有關，退化、姿勢不良、用力不當等問題都有可能造成頸椎失穩，並導致骨質增生。而一旦變硬突出的椎間盤或是增生的骨質壓迫到神經、血管，就形成了頸椎症候群。

可能的誘發因素有：長時間維持同一姿勢，睡覺枕頭高度或床墊軟硬度不適合，長時間用頭部、肩膀夾電話筒說話，單肩背過重背包或提重物，長期過度疲勞及壓力。

除此之外，車禍、打架鬥毆、運動、外力撞擊或是疾病（如小兒麻痺、重症肌無力、癌症、骨髓炎、腫瘤等）也有可能造成頸椎損傷而演變成為頸椎症候群。

頸椎症候群會出現什麼症狀

1. 頭、頸、肩膀常覺得緊繃、僵硬、沉重、壓痛。
2. 上臂或手指突然感到無力，用手握持物品會掉落。
3. 頸部轉到某個角度會特別不舒服，甚至痠麻從頸部延伸至手臂。
4. 手臂或手指出現酸麻，觸感變差。

頸椎關節病依照受壓迫的不同組織及不同症狀，可分為頸部症狀、神經根症狀、脊髓症狀、椎動脈症狀、以及交感神經症狀。頸部症狀是頸椎失穩的初期反應，包括痠、痛、發麻、肌肉僵硬、頸部活動受限等症狀。而如果神經根受到壓迫，就會產生上肢痠痛、麻木、無力等神經根症狀。如果是壓迫、刺激到頸脊髓神經的話，就可能會導致下肢麻木、跛行等脊髓症狀。另外，椎動脈症狀，顧名思義，就是椎動脈受到壓迫。這是由於增生的骨質壓迫到椎骨動脈，影響到供應腦幹的血液，發生供血不足，而出現像眩暈、頭痛、耳鳴等情形。而如果骨質增生發生在前側，刺激到頸椎外側的交感神經，就會發生像噁心、心跳過快、或腸胃不適等內臟方面的交感神經症狀。

頸椎症候群如何診斷

1. **身體檢查**：透過觸診觀察外觀有無明顯的突出、側彎等結構變化，頸部關節活動範圍是否受限，頭、頸、肩部是否有局部壓痛點，頸部肌肉有無痙攣等症狀。

2. **神經學檢查**：主要檢查頸神經公布區域（耳、頸、肩、前胸、上臂）之感覺神經、運動神經及深度肌腱反射。

3. **影像學檢查（包括頭、頸部的**Ｘ**光**、ＣＴ、ＭＲＩ）：可以協助判斷頸部結構問題。

頸椎症候群這樣治療

理筋推拿手法

可使用舒筋、拿提、揉捏、點穴撥筋等手法讓頸部肌肉、肌腱等組織鬆解。動作宜輕宜緩，以免造成二度傷害。可根據損傷部位，做頸部整復，如有椎體間隙變窄時，可加頸椎牽引，每日一次，十次為一療程。

藥物療法

可採用補肝腎、祛風寒、通絡止痛方法，可選用補腎壯筋湯等方劑。

針灸療法

根據臨床症狀選用不同穴位，如風池、肩井、天宗、曲池、合谷、陽陵泉等穴，做針與灸。

手術療法

若是比較嚴重的頸椎損傷，如骨折、椎間盤突出、骨刺等病症合併有頸神經根壓迫症狀或關節移位，就需要手術治療。

居家照護

1. 適度休息，休息是為了讓肌肉有機會行使自體的修復能力，每工作四十至五十分鐘就要變化姿勢，避免長時間維持同一姿勢。

2. 頸部保暖，尤其冷氣房或睡眠時，必須要將頸部做適度保護與保暖，避免風寒侵襲。也可經常做熱敷，每次十五至二十分鐘，需注意熱敷溫度避免燙傷。

3. 適度運動，後期在醫師的許可下可以進行復健運動，使頸部有較好的肌力。脊椎舒緩運動：採坐姿，腰背部挺直，頭部向前、向後、向左、向右四個方向運動，角度不可過大，主要目的在於鍛鍊頸部肌肉，角度過大可能會壓迫到損傷處的神經，動作宜緩慢，以增加活動次數來提升運動量，每天三至五次，每次四個方向活動十五至三十次，以個人體力為度。

傷筋

五十肩〔粘黏性肩關節腔炎（Adhesive Capsulitis）〕

在門診經常遇到患者「舉手維艱」，手臂抬不起來，連平常梳頭、穿衣、脫衣的一些基本動作都無法完成，造成日常生活困擾。

粘黏性肩關節腔炎又稱肩關節周圍炎，簡稱「肩周炎」，又稱冰凍肩（Frozen Shoulder）、「漏風肩」，因為大多發生在五十歲左右的中年族群，所以又稱「五十肩」。主要是因為肩關節囊發生沾黏，使得肩部軟組織及關節囊腔等受損，造成活動不良而引發日常生活的障礙。

肩周炎是現代人非常常見的肩膀不適問題，幾乎每一個人終其一生都可能會發生，只是發作程度有輕重之分，發生頻率不一而已。肩關節是一個非常複雜的三度空間，也是人體活動度最大的關節，它可以三百六十度自由的轉動，讓我們的雙手順利活動。不過，如果長期缺乏活動或是突然用力過猛、動作失當，就可能引起肩部軟組織受傷而產生沾黏，不但肩膀活動受到限制，無法梳頭、穿脫衣服，嚴重者睡眠都會受到干擾。

肩周炎侵犯人體，通常都是無聲無息的，沒有任何徵兆，所以平常一定要多做肩膀的保養防護。肩周炎患者往往會因為怕痛而避免活動肩膀，反而使得肩關節沾黏更為嚴重，形成一種惡性循環。肩周炎是很容易防範也能充分治癒的關節問題，特別適合採用中醫的治療方式，如果搭配居家復健運動，就能夠讓肩周炎徹底治癒。

好發族群

1. 女性高於男性。
2. 頸椎症候群、高血壓、心腦血管疾病、糖尿病等病患。
3. 長期臥床、中風的患者。
4. 肩部曾經受過傷，也容易得病。
5. 經常伏案工作者。

粘黏性肩關節腔炎的分類

肩周炎從發生原因又可分為：原發性、續發性。

1. 原發性：是指發病原因不明，出現自發性肩關節疼痛或活動度受限。

2. 續發性：是指身體可能原來就已經有相關致病因子，例如頸椎間盤病變、肩膀受傷、關節炎、肌腱炎、肱骨骨折或脫臼、腦中風、心肌梗塞、糖尿病、甲狀腺疾病，或是開胸手術、乳癌手術之後。基本上只要是會造成肩膀活動不便的原因，都會使人下意識減少肩膀活動，久而久之，就會使肩關節囊產生粘黏攣縮，最後導致粘連性肩關節周圍炎。

為什麼會發生粘黏性肩關節腔炎

從中醫角度，肩周炎屬於「痹症」範疇。主要是由風寒邪氣侵襲肩部經脈，導致氣血阻滯，經脈凝滯而形成肩痛。

通常發生於中老年人陽氣漸衰、正氣漸損，導致肝腎精虧、氣血不足時，血不能濡養筋脈致使筋脈拘急，造成關節活動不便，久而久之就會產生肩關節退行性病變。

此外，風寒濕邪侵襲，易使氣血凝滯，脈絡不通，而肩膀筋脈拘急疼痛。這種問題經常發生在過度疲勞、汗出受風、睡覺時肩膀外露或是久居濕地的人。如果本身又曾經發生肩膀損傷，或過去曾經發生肩周炎，更容易因為風寒濕邪外侵而誘發肩周炎發作。

粘黏性肩關節腔炎會出現什麼症狀

一般來說，肩周炎有二大主要症狀：

1. **肩膀疼痛嚴重**。肩部會出現持續性疼痛，隨著肩關節的活動疼痛會加劇；夜間睡覺時會因為翻身或壓迫使得疼痛加重，以至於影響到睡眠；此外，在天氣寒冷或是待在冷氣房也會加重疼痛。

2. **肩關節活動角度受限**。肩關節原本活動角度可達三百六十度，肩周炎發作時，可能會使得手臂從前面、側面或後側都舉不高，因而影響日常生活動作，比方梳頭、穿脫衣物、拉拉鍊等等。

TIPS

粘黏性肩關節腔炎的病程三期

1疼痛期（或急性期）：二至十個月

發作初期即使休息也會覺得疼痛，卻又找不到真正的痛點，只感覺到整個肩膀都疼痛難忍，尤其是晚上睡覺時，如果不慎翻到患側時，因此經常造成睡眠障礙。

此時期上肢的功能已經有點受限，在穿衣服、拉拉鍊，或洗澡擦背時疼痛會更明顯。

2冰凍期（或沾黏期）：六至十二個月

這時期肩膀不適情形更為嚴重，已經可以自覺到肩關節僵硬，某些方向的關節活動程度明顯受到限制，特別是向外外展與手臂旋轉的動作。

這時候的疼痛情況已沒有急性期時嚴重，但是在日常生活和工作方面，卻會因為肩關節活動角度受限，及手臂無法使力而受到影響，例如穿脫衣服、洗頭、擦背、抓背、舉高取物等動作都會無法完成，部分患者甚至因而出現肩膀肌肉群萎縮，加重肩關節攣縮問題。

3解凍期（或緩解期、恢復期）：六至九個月

此時期可能因為經過適當休息或復健治療，使得肩膀的疼痛完全消失，手臂與肩膀的活動範圍也慢慢恢復。

粘黏性肩關節腔炎如何診斷

肩周炎的診斷方式十分的簡單，只要將手臂上舉碰觸到耳朵，若是手可以伸到背後去碰到對側肩胛骨時，通常表示肩膀活動角度足夠，並沒有肩周炎問題。反之，如果手無法碰到對側肩胛骨，可能有肩周炎。

如果覺得自己的肩膀出現痠痛，且手臂活動範圍受限，就可以先做自我檢測，如果無法順利完成這個動作，很有可能已經出現肩周炎前兆，這時候就應該儘速就醫，做進一步的檢查與確診，以免讓病情變得更加嚴重。

肩周炎患者的肩部會出現萎縮，肩部前後及外側可能有壓痛，手臂外展的功能也會受限。

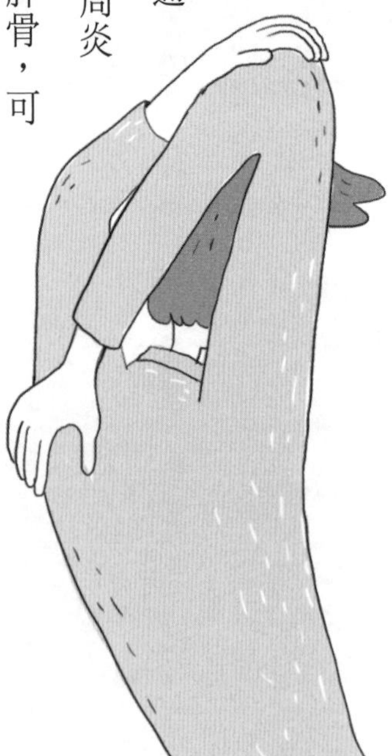

粘黏性肩關節腔炎這樣治療

對於肩周炎的患者，我們最重要的治療目的就是要使肩關節沾黏鬆開，以改善關節活動度，恢復患者肩關節功能。

肩關節是一個非常複雜的關節，其中的肌肉、肌腱、韌帶非常多，一旦發生沾黏，必須非常小心處理。臨床上我們在做相關復健運動（牽張運動、關節鬆動術）或是快速扳法時，會先使用熱敷、短波、超音波、干擾波等方式，以改善關節囊、肌肉、肌腱、韌帶等的延展性。根據個人狀況，可以配合薰洗、中藥內服或外敷。

理筋推拿手法

1. **疼痛期**：治療原則為疏筋活血、通絡止痛、消腫消炎，採冰敷消腫，貼敷青草膏，推拿手法要非常輕柔，若過重會導致關節損傷，使關節沾黏加重。

2. **冰凍期**：先用蒸氣薰蒸熱敷，或煎海桐皮湯外洗，再施予推拿治療，更見療效；外貼痠痛膏、萬靈膏、狗皮膏，有祛風止痛，疏筋活血的效果。為鬆解沾黏、滑利關節，可先做熱敷，並搭配各種推拿手法做按摩、旋轉關節鬆解沾黏。

3. **解凍期**：主要目標為榮筋通絡，以舒緩柔筋的手法，活化肩周圍組織。

【註】進行手法治療之前，可先在局部做熱敷、薰蒸。

TIPS

高醫師套裝手法

滾法、按法、按揉法、拿法、搖法、歸擠法、搓法、抖法等手法。

藥物療法

肩周炎適合以益氣溫經、舒經通痹方藥治療，常用方劑有黃耆桂枝五物湯、獨活寄生湯等等。

針灸療法

治療肩周炎可採「以痛為腧」取穴，或是取肩髎、肩髃、肩外俞、曲池、巨骨等穴。

居家照顧

1. 平常抬舉重物，必須衡量自己能力，不要超過肌肉、肌腱的負荷。尤其是患側不能提舉重物，同時也要注意不能單用健側抬、提重物，以免健側也發生肩周炎。

2. 一旦發生肩膀疼痛厲害，經休息沒辦法改善，要儘早就醫確診。

3. 肩膀活動度若超過九十度外展，如游泳運動、舉重、球類運動，必須注意肩膀活動範圍，次數也不宜過多，以免增加肩關節負荷，使滑液囊受到過度壓迫。

4. 平日要注意肩部的保暖，在冷氣房最好加上薄外套或披肩，不要將肩膀長時間暴露在冷空氣中。

5. 避免過度勞累，同時要經常活動肩膀，多做肩膀外展、前屈、後伸、旋後的動作。

6. 睡覺時，要避免患側肩膀受到壓迫，可用枕頭、抱枕等物品做適度支撐。

粘黏性肩關節腔炎的自我復健運動

如果出現肩膀不適的症狀，可以居家做自我復健運動，預防肩周炎發生，若是已經有肩周炎，患側更需要持續做復健動作，並且逐漸增加鍛鍊時間與次數，使緊繃的肌肉與關節囊得以伸展，以降低組織沾黏，並增加上肢活動範圍。

考德曼式運動（鐘擺運動）

【方法】：採站姿，雙腳打開與肩同寬。上半身向前彎約九十度，健康側靠著椅子等支持物。患側肩膀和手臂自由下垂如鐘擺狀，然後以身體帶動手部做前後、左右、順時鐘、逆時鐘擺動，可逐漸改善關節活動度受限等情形。每天一至二次，每次五十至一百回。

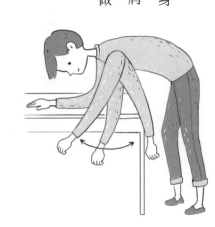

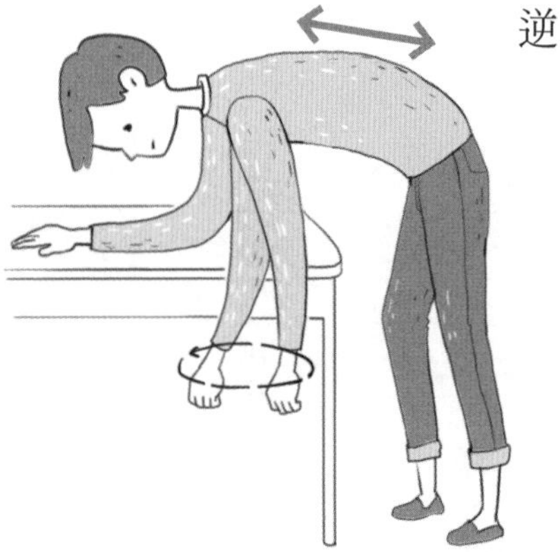

手指爬牆運動

【方法】：面對牆壁站立，雙腳打開與肩同寬。舉起患肢，手指觸牆，手指沿牆向上慢慢爬行到最大限度，然後向下回到原位，可於牆上紀錄每日到達的最高位置，以利觀察進步之情形。每天一至二次，每次十至二十回。

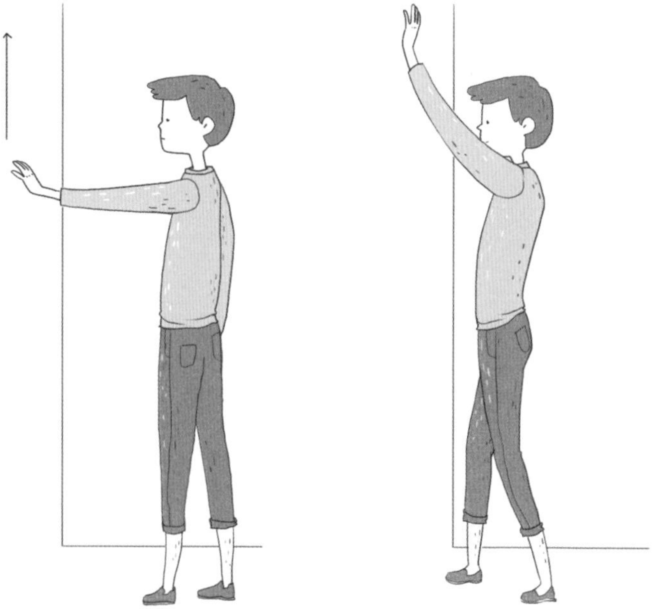

毛巾運動

【方法】：採站姿，雙腳打開與肩同寬。將雙手背至身體後方，健側在上，患側在下。雙手握毛巾兩端呈預備姿勢，患側手臂放鬆，健側手上舉，藉由毛巾帶動患側向上。當感覺患側肩部出現痠、緊繃、輕微疼痛時，停在該姿勢維持三至五秒，再回至預備動作。每天一至二次，每次十至二十回。（注意！運動過程中不可以駝背。）

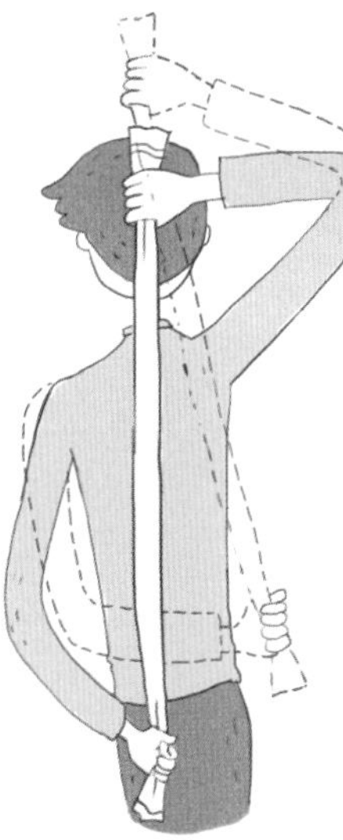

網球肘〔肱骨外上髁炎（Lateral Humeral Epicondylitis）〕

王先生因為手肘疼痛厲害，嚴重時手痠無力，甚至連筆都無法拿起來，他來門診時問醫師，他是否得了網球肘？門診這類患者非常多，許多人以為只要是手肘痛就是所謂的網球肘，事實上，手肘疾病不只有網球肘，還有高爾夫球肘。

「網球肘」的醫學名稱為「肱骨外上髁炎」，主要是因為手腕伸肌肌腱的急性拉挫傷或是使用過度的慢性勞損，使得肱骨外上髁的肌腱因為反覆細微撕裂傷而導致發炎。「高爾夫球肘」又稱為「肱骨內上髁炎」，顧名思義，主要發生損傷部位是肱骨內上髁與

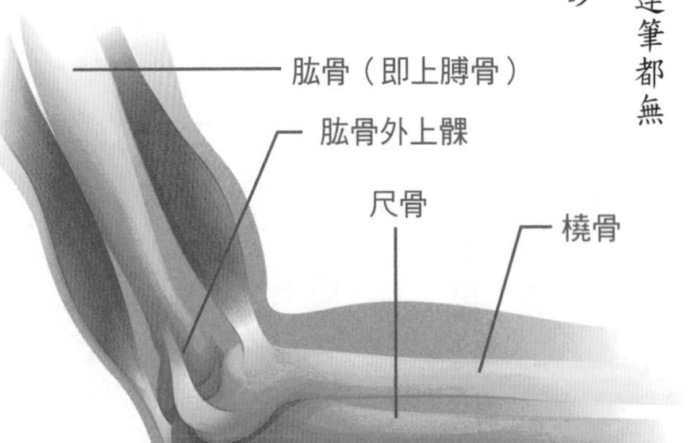

肌腱接合處的發炎、退化，原因通常是因為手腕屈肌、旋前肌的過度使用。

肱骨的上髁發炎是非常常見肘部傷害，外側發生機率較高，約為內側的四至七倍，是一種常見的慢性勞損性疾病。

好發族群

1. 四十五至五十四歲。
2. 經常將手臂高舉過頭部的職業運動員（如網球、攀岩、擲標槍、手球運動員等）。
3. 工作時前臂經常需要用力旋轉、反覆敲打或提舉重物的人（如油漆、洗碗、掃地、端碗盤等）。

為什麼會發生肱骨外上髁炎

肱骨外上髁炎常發生於長期從事旋轉前臂，屈伸肘關節、腕關節之單一動作的勞動者，以網球運動員最為多見，故又稱「網球肘」。

經常打網球的人都知道，網球運動常會利用反拍擊球，這時候因為肘、腕關節的反覆屈伸用力，前臂頻繁地旋前旋後，腕關節背伸活動過度，前臂橈側伸腕肌起點反覆受到超出正常生理限度的牽拉刺激，長期下來，導致前臂伸肌總腱部分撕裂，甚至局部出血，因而呈無菌性炎症，最後產生黏連、鈣化、肥厚等組織改變。此外，也有可能是關節滑膜嵌入肱橈關節間隙引起，或是因為急性扭傷或拉傷肘部而引起局部發炎。

肱骨外上髁炎會出現什麼症狀

肱骨外上髁炎大多數發病緩慢，且沒有明顯外傷病史，通常只有在做某些動作，例如掃地、擰衣服（毛巾）、端碗、洗碗、刷油漆、打球、敲槌子等動作，才會引起手肘上側肱骨外上髁疼痛，嚴重者疼痛可向上臂、前臂及腕部放散。

通常患處外觀並沒有明顯紅腫，按壓手臂周圍肌肉也不一定會感到疼痛，甚至有些患者在手肘肱骨外上髁按壓，也都沒有明顯疼痛感，唯獨做某些特定動作會出現疼痛，這也是為什麼上髁炎容易讓人忽略，因而延誤治療，最終變成一個難纏的慢性勞損。

肱骨外上髁炎如何診斷

肱骨外上髁炎大多為長期勞損，常因用力不當突然誘發。

1. 疼痛：肘外側疼痛，呈持續漸進性發展。

2. 肘關節局部無腫脹、屈伸活動不受限，但前臂旋轉功能受限。
3. 肱骨外上髁壓痛（壓痛點位於肱骨外上髁、環狀韌帶或肱橈關節間隙處）敏感。
4. 腕伸肌緊張試驗陽性。
5. 密勒試驗（Mill's test）陽性。

肱骨外上髁炎這樣治療

肱骨外上髁炎急性期腫痛嚴重者，可配合中藥外敷內服，待腫痛減退後，再施行理筋手法。

理筋推拿手法

患者採坐位，患臂下置軟墊，伸直。以左肘為例。醫者立於患肘外側，醫者以左手持患者左手腕部。

1. **滾法**：醫者右手在左肘陽明經循行路徑滾法約二分鐘。
2. **按揉法**：可在患側及前臂推擦藥酒數遍，順著筋絡由上而下進行按揉，並同時點壓按揉壓痛點，及曲池、手三里、合谷等穴。
3. **搖拔法**：醫者左手拿住患肘左腕背部，另一手（右手）拿住肘部，將患肢輕度外展，並同時以肘關節為軸，做順時針方向旋轉前臂數次，在腕關節掌屈位，將肘關節逐漸伸直一百八十度時，雙手突然交錯用力，以鬆解、撕離局部的黏連，有時可聽到響聲。

4. **彈撥法**：患者坐位。醫者立於患側，以一手的四指，拇指握持於患肢腕部的掌背側，保持患肢前臂於掌心向上的旋後位；另一手反握患肘部，使掌心貼於患肘後側，拇指按壓於肱骨外上髁，其餘四指置於肘內側。持腕部之手使患肘逐漸屈曲至最大程度，同時，以另一手之拇指用力按壓肱骨外上髁，並沿肱骨外上髁上緣緩緩向前滑動並進行彈撥，同時後旋前臂並逐漸伸直肘關節。

5. **推揉**：承上姿勢。在伸肘時，前臂旋前，以按壓肱骨外上髁的拇指沿外上髁前緣向後，順原路來回推揉。然後一手托患肘，另一手握持腕部使前臂進行旋前旋後動作以活動肘關節。症狀嚴重者，重復上述手法一次。

6. **擦法**：醫者左手在患肘（左肘）陽明經循行路徑掌跟直擦法約來回十至十五次。

【註】：必要時，可配合拔火罐法，局部外敷痠痛膏等。

藥物治療

可採用養血榮筋、舒筋活絡的方藥，常用方劑有小活絡丹、舒筋湯等等。

針灸治療

可選擇尺澤、陽谿、曲池、天應等穴位做強刺激手法。

居家照護

1. 肱骨外（內）上髁是手腕伸（屈）肌與肱骨的接點，而且上髁炎又好發於慣用手，對於每天必須使用手部的現代人，是非常常見的慢性勞損，卻又不容易治癒。平常活動時可選擇具保護性的護具，減輕手腕伸（屈）肌的負擔。
2. 由於損傷初期可能有肌腱與骨膜撕裂，不宜過度的按揉，因此在沒有醫師囑咐應避免做甩手、捶打、推揉等動作。
3. 盡量減少患肢活動，提物、握物時要注意手腕不可過度伸直或背曲。

肘部鍛鍊運動

曲肘增力

1. 右手握拳，慢慢彎曲肘部，然後再慢慢伸直還原。

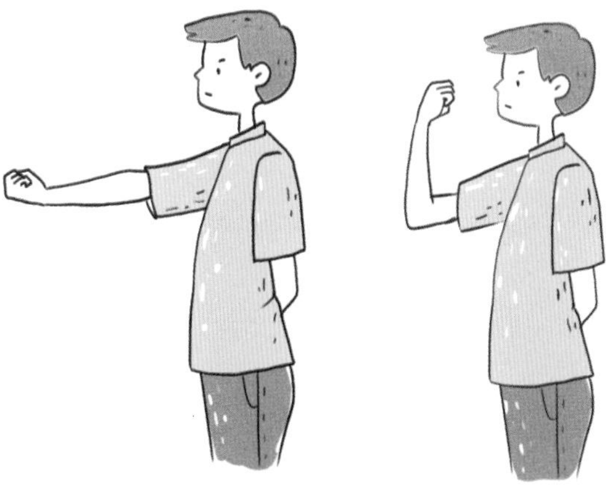

2. 左右兩手交替，每手做十五至三十次，每天可做三至五次。

旋前旋後

1. 右手平舉手肘稍曲。
2. 右手握拳做前臂旋前動作（宜緩），然後慢慢旋後，再還原。
3. 左右兩手交替，每手做十五至三十次，每天可做三至五次。

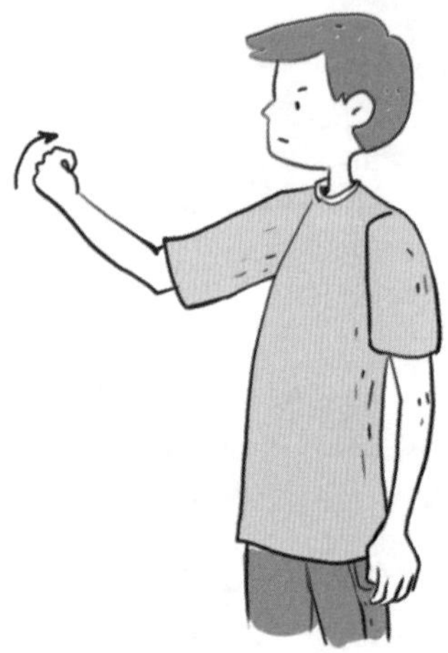

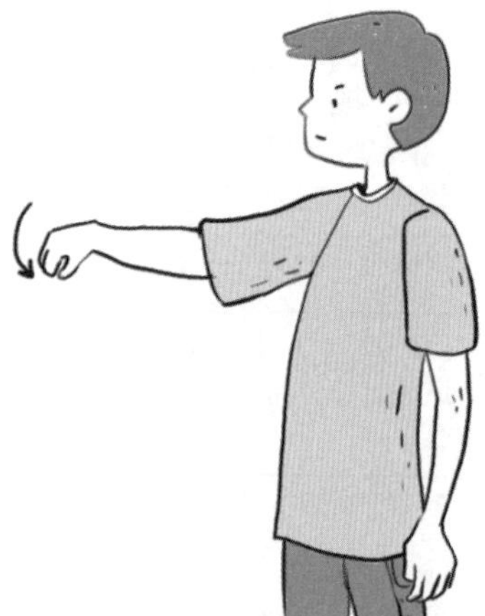

上翹下鉤

1. 將手掌翹起（成立掌），然後逐漸下垂成鉤手。（動作宜緩而有力）
2. 左右兩手交替，每手做十五至三十次，每天可做三至五次。

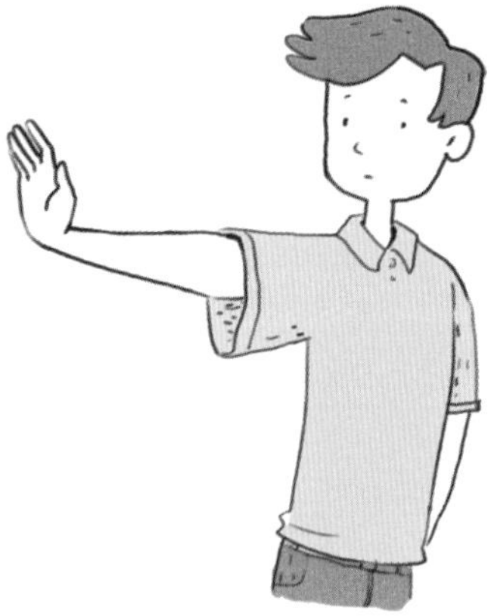

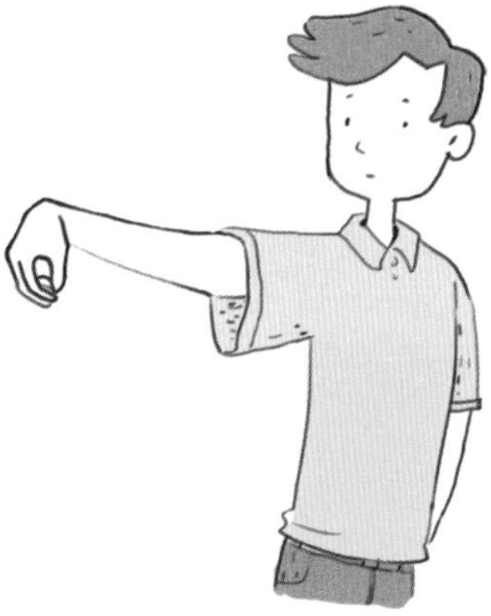

傷筋

滑鼠手〔腕隧道症候群（Carpal Tunnel Syndrome）〕

電腦、智慧手機等3C產品已經是現代人生活的一部分，更有許多人工作上需要長時間使用電腦。敲鍵盤、滑平板這些看起來不費力的動作，其實對於手腕的傷害是很大的。

「腕隧道症候群」俗稱滑鼠手、鋼琴家手，是一種常見的慢性勞損造成的疾病。腕隧道症候群是指由手腕部的勞損或損傷，引起腕管狹窄，使正中神經受壓迫，因而產生手腕疼痛、手掌頑麻以及腕關節和手指伸屈受限等一系列臨床症狀。由於不會有立即明顯的疼痛感，許多人往往忽略問題的嚴重性，總是拖到無法工作、拿筷子、擰毛巾才驚覺需要就醫。

好發族群

1. 女性多於男性，多三至十倍。

2. 鋼琴演奏家、長期電腦使用者及手腕骨折或脫位等，都可能造成腕隧道症候群。

為什麼會有腕隧道症候群？

腕隧道症候群最主要的原因就是因為正中神經在腕管中受到壓迫，引起一系列疼痛不適症狀。手腕的腕橫韌帶既厚又堅韌，彈性也較差，一旦受到損傷，容易形成無菌性炎症，使得周邊組織腫脹、粘連、結疤，最後導致腕橫韌帶攣縮，使腕管容積變小，管腔內壓力便會升高，壓迫正中神經及血流，因而產生疼痛、腕部功能障礙。

什麼原因會使腕管變狹窄，以致壓迫正中神經呢？

1. **腕部創傷**：腕部骨折（如橈骨遠端骨折、腕骨骨折）、腕骨脫位、腕部扭挫傷等等。

2. **腕部疾病**：腕管內有腱鞘囊腫、脂肪瘤等等。

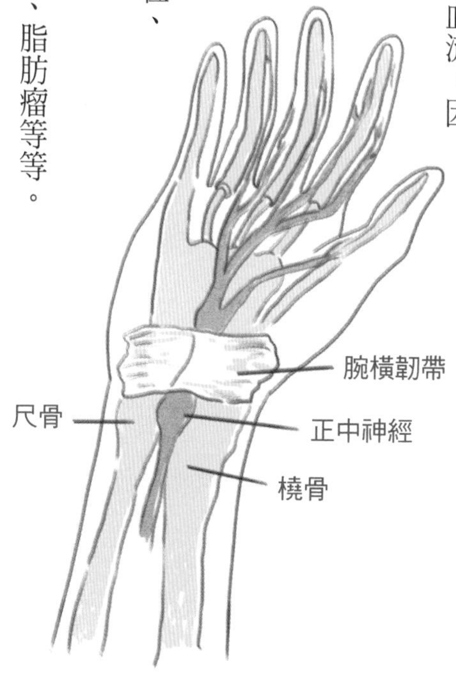

3. **慢性勞損**：大多來自職業長期的勞損，尤其是工作需要做重複性腕部活動為主的職業，如鋼琴家、電腦操作、機具操作、鉗工、木匠等等。

4. **體質改變**：如妊娠、哺乳期及更年期婦女。

腕隧道症候群有什麼症狀？

臨床症狀主要以正中神經受壓迫後，引起腕部以下正中神經分配區域的感覺、運動功能障礙。

通常患側的橈側（靠近拇指側）的三個半手指會有麻木、刺痛、燒灼感、腫脹感；患側握力減弱，握物、端物會突然失手，尤其在早晨、夜晚或是過度勞累後會加重，如果做做甩手或是活動過後，症狀會略為減輕。

患病後期很多人會出現患側手部大魚際肌肉萎縮、手指感覺減弱，甚至出汗減少、皮膚乾燥脫屑等問題。

TIPS

與頸椎症候群如何做鑑別

頸椎症候群：有頸肩臂疼痛病史；患側第五、六、七頸椎棘旁，第五頸椎橫突有壓痛及韌性結節；頸椎X光片正、側及雙斜位，出現與麻痛手指的相應神經分佈定位相一致的影像改變。

腕隧道症候群如何診斷

1. 腕部大多有外傷或是慢性勞損的病史。
2. 扣診試驗呈現陽性反應（輕扣腕管正中部位的正中神經處，患者神經分布的手指有放射性觸電樣刺痛感）。
3. 腕關節掌側酸、脹、痛、僵硬，手掌麻，尤其是正中神經單獨支配的食指、中指末節感覺障礙更明顯；腕部掌側稍偏尺側有壓痛，腕關節僵硬，手指伸屈受限；腕關節背屈，局部疼痛，手掌麻木加劇。

腕隧道症候群這樣治療

理筋推拿手法

1. 醫生雙手四指分別托住患者腕背部，雙手拇指向兩邊掰推遠側橫紋處尺橈側骨突，同時過伸腕部，繼之鬆手被動過屈腕部，重複二次即可。
2. 以小魚際直擦病灶，來回十次，透熱為度。
3. 點按大陵、神門、外關、陽谿、魚際、合谷、勞宮等穴。

藥物療法

宜活血化瘀、溫經通絡，常用方為當歸四逆湯、舒筋活血湯等等。

針灸療法

可取陽谿、魚際、合谷、勞宮等穴，得氣後留針十五分鐘。

居家照護

1. 避免手腕長時間固定的重複同一動作，保持適當且規律的休息，避免手腕過勞。
2. 操作電腦時必須要保持正確姿勢。

3. 休息時可以適度按摩手腕，以緩解腕部肌肉僵硬。

4. 適度運動，可以做一些手腕部負荷較重的運動，例如：伏地挺身、推牆，時間不宜過長，以體力與腕部可以承受為原則，大約每天十至十五分鐘即可。

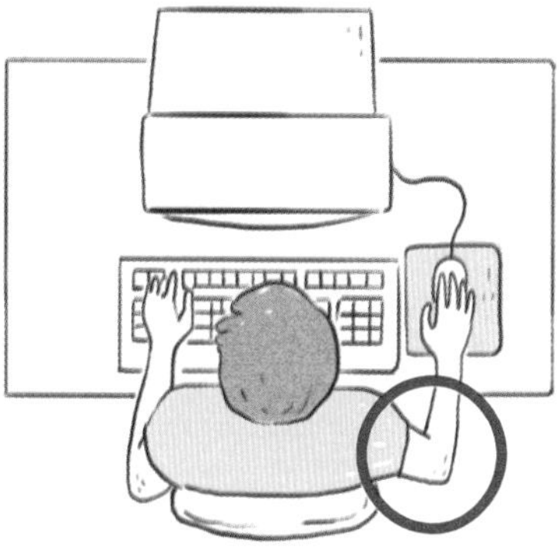

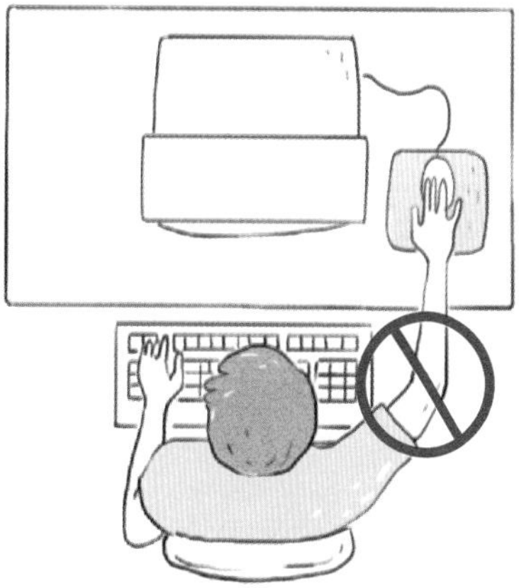

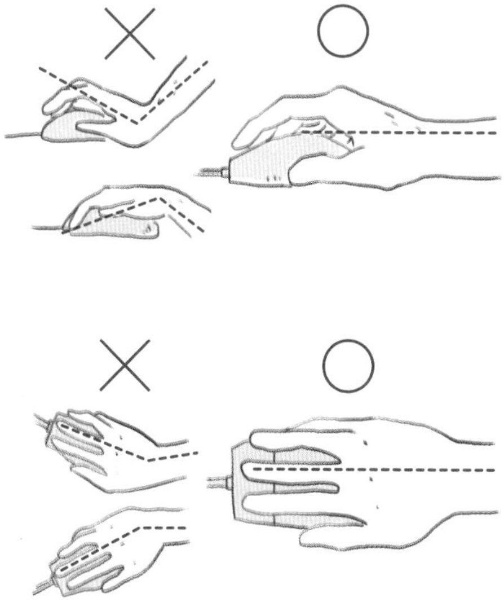

腕部鍛鍊運動

抓空增力

1. 將手指盡量伸展張開，然後用力握拳
2. 左右兩手交替，每手做十五至三十次，每天可做三至五次。

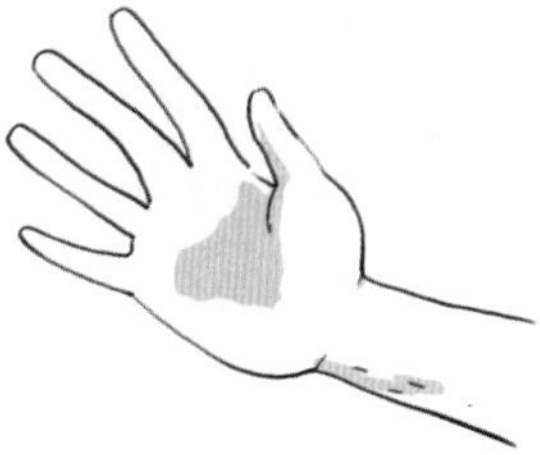

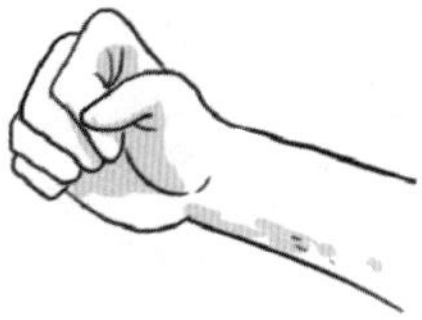

擰拳練腕

1. 雙臂向前平舉，掌心朝上，逐漸向前旋轉，並轉成握拳。（握拳時，要有「擰」毛巾的感覺。）

2. 左右兩手交替，每手做十五至三十次，每天可做三至五次。

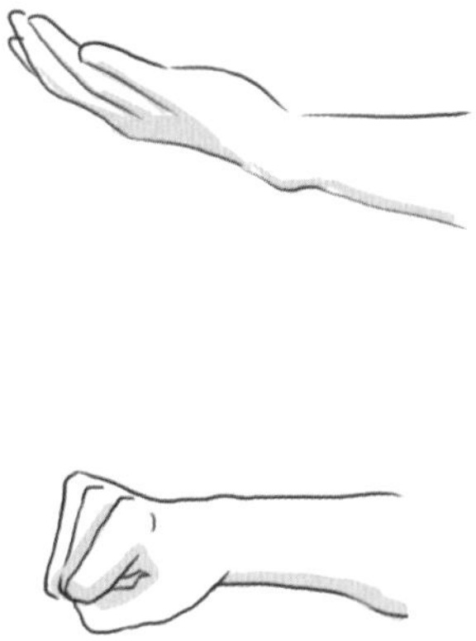

左右擺掌

1. 雙臂向前平舉，掌心朝下，向前尺側、橈側來回擺動。
2. 左右兩手交替，每手做十五至三十次，每天可做三至五次。

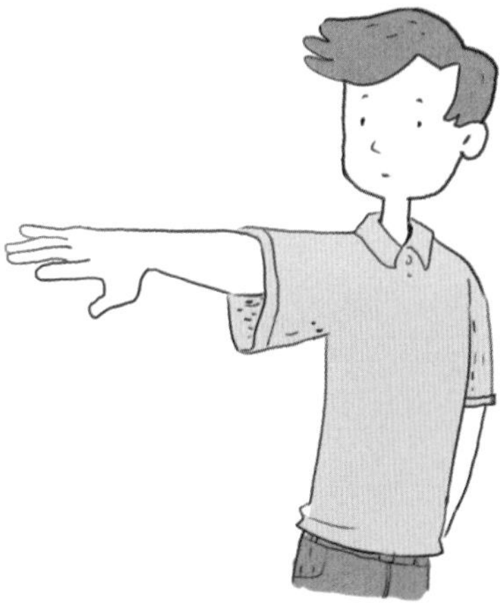

傷筋

媽媽手〔狹窄性肌腱滑膜炎（Stenosing Tenosynovitis）；狄魁文氏症候群（De quervain's syndrome）〕

陳小姐剛升格當媽媽，最近一個多月來，她的大拇指側、手腕痛到不行，任何一個小動作（如擰毛巾、擠奶、抱小孩）都會讓她痛得哇哇大叫，她說：有時候很怕痛到把小孩掉到地上。

很多新手媽媽，甚至新手外婆、奶奶，都會有這樣的問題，主要是因為長時間抱小孩，很多人用虎口將孩子撐起，手腕施力不當，使得手腕、大拇指特別使力，造成外展拇指長肌、伸拇指短肌肌腱腱鞘發炎，所以常被稱為「媽媽手」。

「媽媽手」的醫學名稱為「狹窄性肌腱滑膜炎」，是指大拇指靠近手腕側邊的伸拇指短肌腱與拇指外展長肌腱發炎，使得腱鞘變厚，肌腱在其鞘膜內滑動時因為腱鞘縮小而受阻，使大拇指、手腕關節活動度受限，影響日常生活中扭擰、大拇指反覆伸直或彎曲等動作。

日常生活中，凡是手部經常作出重複性動作的人，尤其是拇指與腕關節的頻繁活動者，比方重複用大拇指做壓、扣動作，或是重複做抓、握、擰、捏等動作，都有可能得到狹窄性肌腱滑膜炎。

好發族群

1. 女性高於男性（女：男約為六：一）。
2. 新手媽媽或奶奶；經常做重複性動作的行業，例如銀行行員（數鈔票）、生產線作業員、鋼琴演奏家、小提琴演奏家（握弓）、空服員、餐廳服務員（端盤子）、廚房切菜人員（握菜刀）、洗碗人員、美容美髮從業、攝影師（單手拿相機）等等。

為什麼會發生狹窄性肌腱滑膜炎

狹窄性肌腱滑膜炎是一種非化膿性炎症。病兆的位置靠近拇指根部的手腕（外展拇指長肌、伸拇指短肌肌腱腱鞘），好發於手部經常作出重複性動作的人，主要是因為手腕過度使用或用力不當導致手腕肌腱發炎，使得腕部的外展拇長肌及伸拇短肌腱鞘的滑膜內層發炎而造成狹窄。

位於手腕肌腱處外表有一層滑膜，在滑膜與肌腱間有一些潤滑液，主要功能是減少肌腱活動時的摩擦。如果手腕過度使用，經常做拇指內收和腕關節的尺偏動作，使拇伸短肌和拇長展肌肌腱與骨性纖維管的壁長期摩擦，反覆的機械性刺激，鞘膜就會因發炎而縮緊，潤滑液無法適時發揮作用，會影響肌腱自由移行時的動作，引起狹窄性肌腱滑膜炎。

狹窄性肌腱滑膜炎有什麼症狀

狹窄性肌腱滑膜炎通常發病較緩慢，疼痛侷限在橈骨莖突部且逐漸加重，常會向上延伸到前臂，向下延伸到拇指。局部微腫，壓痛，拇指運動無力，尤其是握拳時，拇指或腕部外展活動受限，手腕及手的扭擰的動作、拇指的反覆伸直或屈曲都會使疼痛加劇。如果局部發生粘黏，會出現緊繃的感覺，大拇指活動時會被卡住，甚至可觸摸到凸起的腫塊。

狹窄性肌腱滑膜炎如何診斷

1. **疼痛**：壓痛明顯，在拇指及腕部活動時加重，手、肘、肩等處可能出現放射痛。
2. **橈骨莖突部腫脹**：有一結節狀隆起，有些人會覺得筋被卡住。
3. **芬克斯坦氏（Finkelstein's Test）試驗陽性（將大拇指作內收及向尺側（小指側）屈曲時，會引起疼痛症狀）**。
4. **手腕的X光檢查**：有時可以發現有骨頭的異常，例如橈骨突的變形，有些病人則會有肌腱炎合併鈣化現象出現。

狹窄性肌腱滑膜炎這樣治療

理筋推拿手法

1. **局部按摩點穴**：醫者用拇指輕輕按揉腕部，點曲池、手三里、內關、外關、合谷等穴。
2. **搖腕法**：醫者一手環握患肢尺橈骨莖突處，令患者握拳，用另一手握住患拳搖動，使腕關節形成背伸、尺偏、掌屈橈偏的連續搖動。

3. 一手握患腕在牽引下輕度尺偏，另手拇指橈側緣由腕向肘緩緩施以推捋法，可聞及細碎的吱吱聲。

4. 以撥筋手法撥動肌腱數下，以解除黏連。

5. 再以右手拇、食指夾住拇指，抖動腕關節數下，作用力達橈側。

藥物治療

宜用調養氣血、舒筋活絡的方藥，常用方劑為桂枝湯加減、活血止痛湯等等。

針灸療法

可選擇陽谿為主穴，配合合谷、曲池、手三里、列缺、外關等穴，得氣後可留針十五分鐘。

居家照護

1. 避免單手負荷過重。抱小孩要用雙手，適當使用輔助物（如嬰兒背帶），多用無名指、小指及肩膀施力，以手肘為動作軸心，較為省力。

2. 避免單手過度用力，可雙手交替提拿重物，取物時盡量用雙手，也可改用雙肩背，減少單手提拿重物的次數及時間。

3. 避免拇指長時間、經常重複的動作，以及減少扭擰毛巾、衣服等使大拇指、手腕關節活動增加的動作。

4. 使用專用護具保護手腕，最好能維持腕關節伸展十五至二十度、拇指偏向橈側三十度，可減少手腕部肌腱過度勞動，以及病人手部的動作。（注意！不可因有護具保護而過度使用患處，以免加重病情。）

5. 疼痛症狀消失後，可以做局部熱敷，並配合正確的伸展運動和肌力訓練。

肌肉伸展運動

1. 以其他四指將大姆指包住。

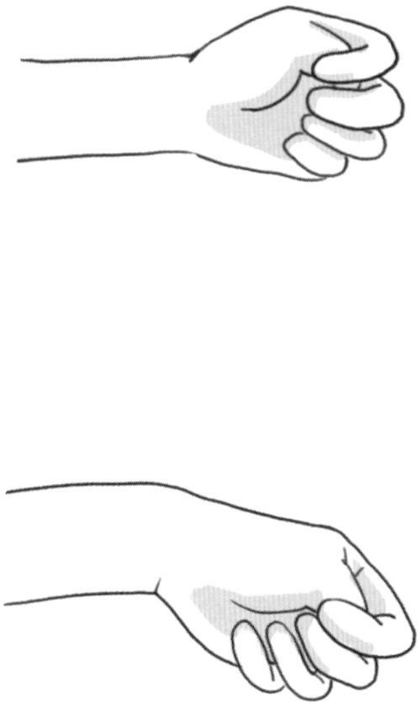

2. 將手腕朝下施力，直到手感到緊的程度，維持此動作十五至二十秒鐘，接著放鬆休息。

3. 重複五至十次，一天做二至三次。

肌力加強訓練

1. 手握裝有水的保特瓶或沙包。（重量不宜過重）
2. 手垂在桌子外緣，將保特瓶或是沙包慢慢上舉，維持此姿勢約五秒鐘，接著放鬆休息；重複二十至三十次，一天做三至五回。

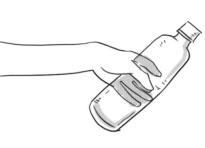

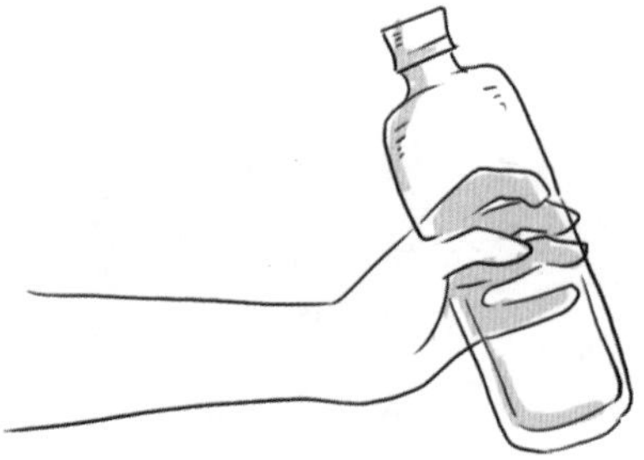

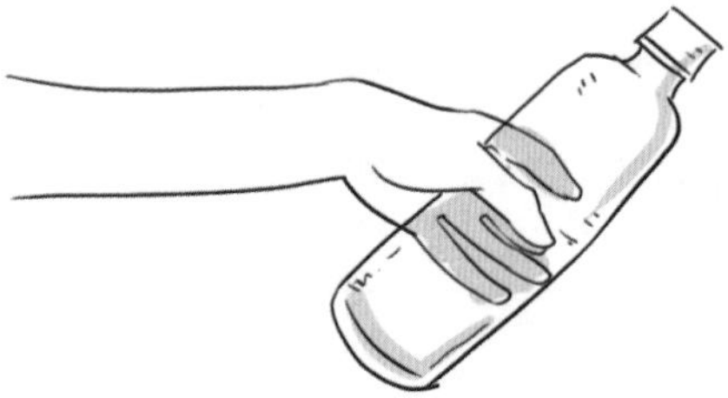

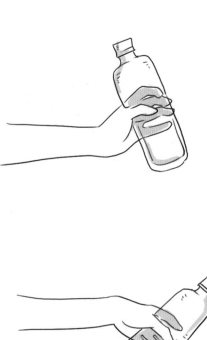

傷筋

閃腰（急性腰扭傷）

小張是搬家公司的員工，前幾天彎腰搬一個衣櫃時，「唉呦……」腰閃到了，當下痛得站不起來，腰也無法挺直，同事趕快送他到醫院來就診。

這種我們一般人稱為「閃腰」的疾病，是常見的一種腰痛疾病，它的醫學名稱是腰部軟組織急性損傷，泛指一切腰部軟組織的急性損傷，包括腰部肌肉、筋膜、腰骶關節、椎間關節的急性損傷。

好發族群

1. 青壯年。
2. 體力勞動者（例如搬家工人、貨運工人、建築工等等）。

為什麼會發生急性腰扭傷

急性腰扭傷主要是因為過度牽拉後引起腰部肌肉痙攣。從中醫角度，急性腰肌扭傷、急性腰椎關節扭傷、慢性腰部損傷，除了明顯的外傷史，卒然遭受外來暴力、行走時失足閃挫摔跌，或者先天上結構異常之外，多數腰部疼痛都會兼有「痺症」，也就是外來的風寒濕邪氣侵襲腰部，從表入裡，停留在肌腠之間；或兼有「勞損」，腰部長期負重，或久站、久坐、久蹲，或是缺乏休息睡眠不足，這些都有可能誘發閃腰岔氣。

急性腰扭傷會出現什麼症狀

1. **疼痛**：突發下背痛，腰部一側疼痛或兩側同時疼痛。輕者，疼痛並不十分劇烈，尚能堅持工作數小時，以後逐漸加重。重者，腰部劇痛難忍，坐立不安，行走、翻身都有困難，甚至不能起床，連咳嗽、深呼吸、講話都會感覺疼痛。

2. **姿勢**：俯仰不利，沒辦法伸直或彎腰，站立時必須要有輔助才能站起來，同時要以手撐腰才能減輕疼痛。

急性腰扭傷如何診斷

1. 一般會有明顯的外傷史，或者因為工作疲勞、長期維持相同姿勢。

2. 損傷部位有局限性壓痛點（腰肌、棘突旁、棘間等）和肌肉緊張或痙攣（單側或兩側）。

3. 腰椎生理曲度變直或側彎，主要是因為保護性的肌肉痙攣所引起腰椎生理曲度改變。

4. 腰部運動功能障礙，活動受限，步履困難等。

急性腰扭傷這樣治療

理筋推拿手法

手法要輕而柔和，因勢利導，避免在腰痛部位強行採用重手法刺激。

1. **按揉雙側委中穴二十至三十次**：病人俯臥先遠道取穴治療。委中穴是人體四總穴之一，又是膀胱經的合穴，「腰背委中求」，是治腰背疼痛的主穴。

2. **按揉骶棘肌**：取俯臥位，在病變側骶棘的遠端用輕手法按揉，逐漸向主痛部位接近，亦可從健側骶棘肌處先用輕手法按揉逐漸向患側主痛部位接近。如此往返五至十次，手法的刺激量應根據病人的耐痛度而決定增減。

3. **彈撥骶棘肌**：取俯臥位，在阿是穴上彈撥、指揉、掌根按揉法和理筋手法，以彈撥法為主。彈拔法比較痛，所以一定要配合柔和類的手法和理筋手法，以減輕病人的痛苦。本手法可使肌纖維延長，痙攣的骶棘肌鬆弛，進而緩解腰痛。

4. **擦背部**：取俯臥位，在患側沿骶棘肌纖維的方向，從上向下，用小魚際行擦法，以熱為度。這是一種產熱量較高的手法，對改善局部組織的血供和緩急止痛發揮積極的作用，也可輔以局部熱敷治療。

5. **被動屈髖曲膝**：患者取仰臥位，做雙下肢屈髖曲膝的被動運動，可使骶棘肌得到牽伸，痙攣肌肉得以鬆解。

藥物治療

宜採用活血散瘀、行氣止痛方法，可用運功散、雲南白藥、七厘散等方藥。

居家照護

1. 扭傷第三天之後，可以每天使用熱毛巾局部熱敷二至三次，每次十五分鐘。
2. 在醫師許可下可以做一些伸展腰部的動作（如前後伸展），動作盡量緩慢，活動角度以不疼痛為原則，主要目的是讓腰部組織慢慢恢復正常機能，每天一至二次，每次十分鐘。

3. 充足的休養是恢復的關鍵，避免久坐、久站或負重。

4. 推拿治療後，需臥硬板床休息，腰部限制活動三至六天。

5. 對於重症劇痛病人，治療後要根據病人的情況選擇一個最能放鬆的姿勢，由於髖、膝屈曲能使腰部肌肉放鬆，一般以三曲體位最好。

6. 對於腰部肌肉力量較弱或是勞動強度較大者，可使用腰部護具，以增加腰部負重能力。

腰部鍛鍊運動

轉腰推掌

1. 兩腳張開比肩稍寬，雙臂自然下垂。

2. 身體向左轉，右手成立掌向前方推出，手臂伸直與肩齊平。左手握拳置於左腰際。

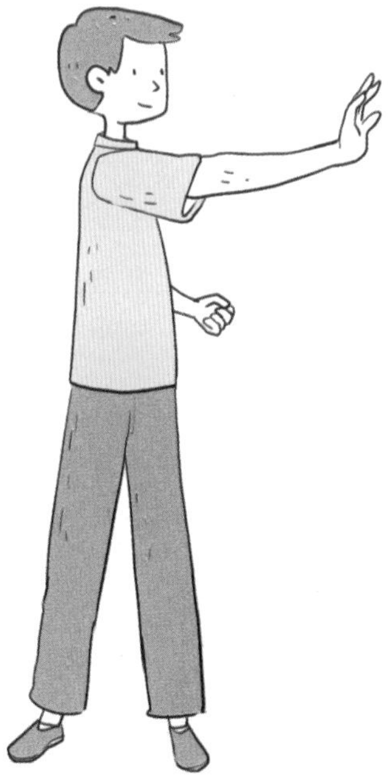

3. 換右轉。重複十五至三十次，每天做三至五次。

雙手攀足

1. 兩腳張開比肩稍寬。
2. 向前下彎，雙手掌按地，還原，重複十五至三十次，每天做三至五次。

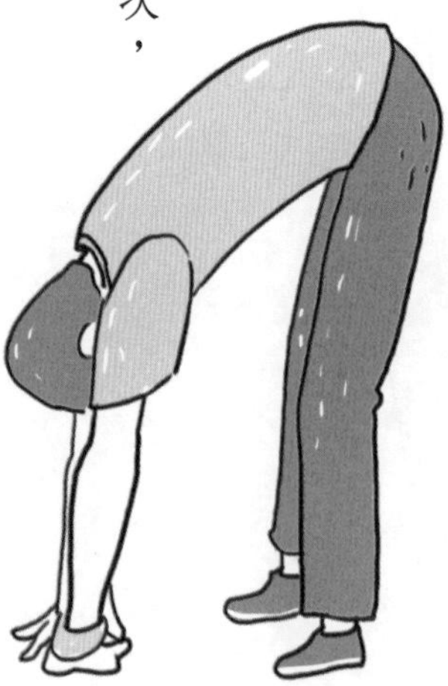

蜻蜓點水

1. 採俯臥，頭轉向一側，雙手置於體側。
2. 腿部做上抬動作，維持三秒後換腳，重複十次。
3. 雙腿同時上抬，維持三秒後還原，重複十次。
4. 雙腿不動，上半身抬起，維持三秒後還原，重複十次。
5. 上半身與雙腿同時抬起，維持三秒後還原，重複十次。

①

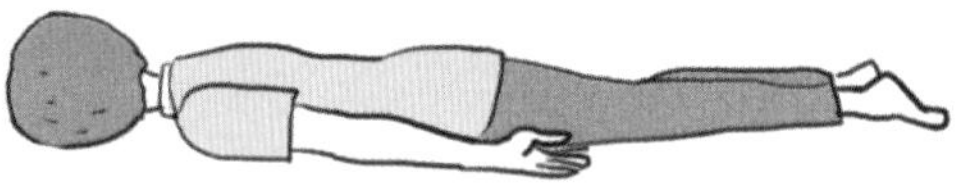

②

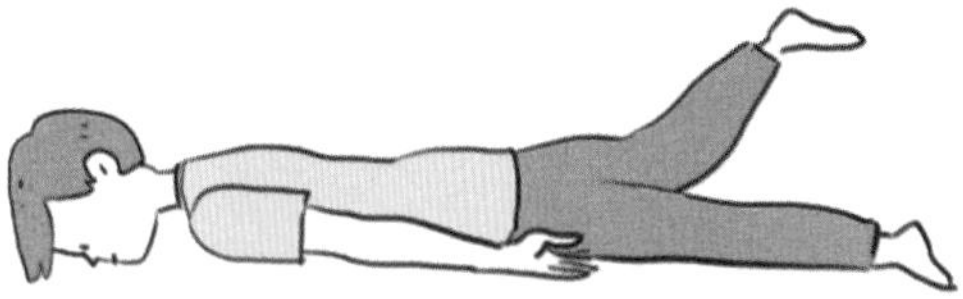

③

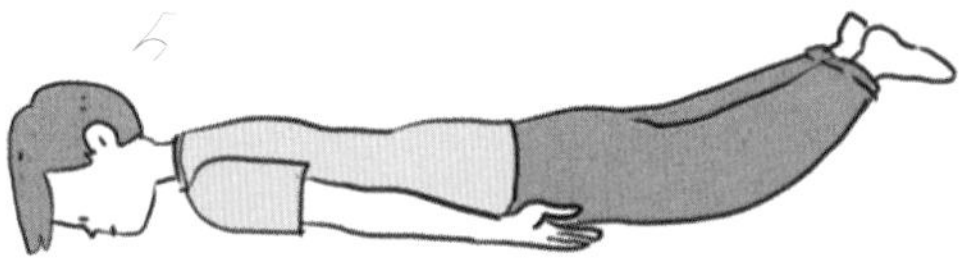

④

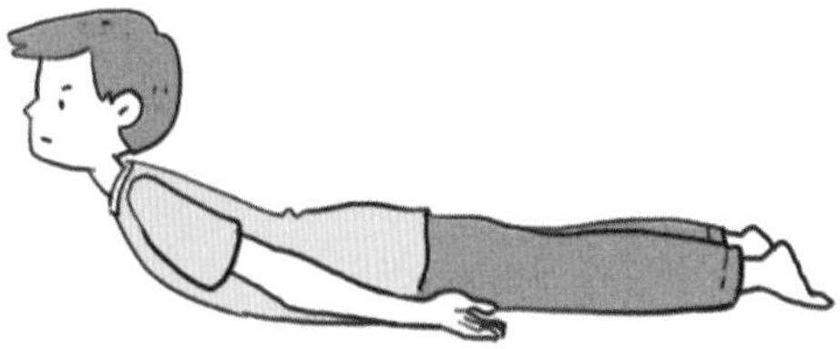

⑤

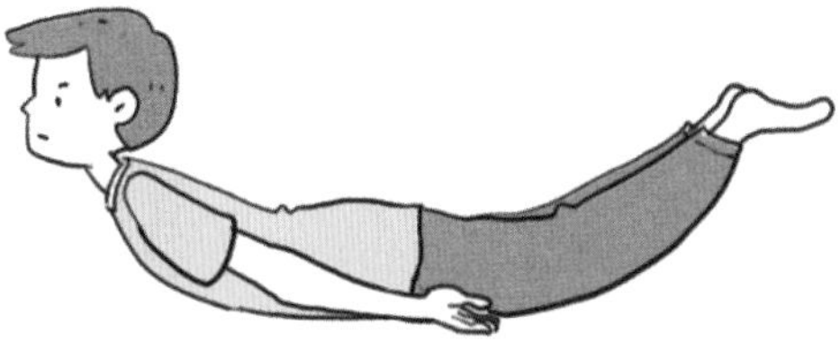

反弓架腳

1. 採仰臥，以兩手叉腰做支撐點，兩腿屈膝成九十度，足底貼地。
2. 將身體挺起，以頭後枕部、手肘做支撐點，撐住上半身，雙足撐住下半身，成拱橋狀，維持三秒後還原，重複十次。

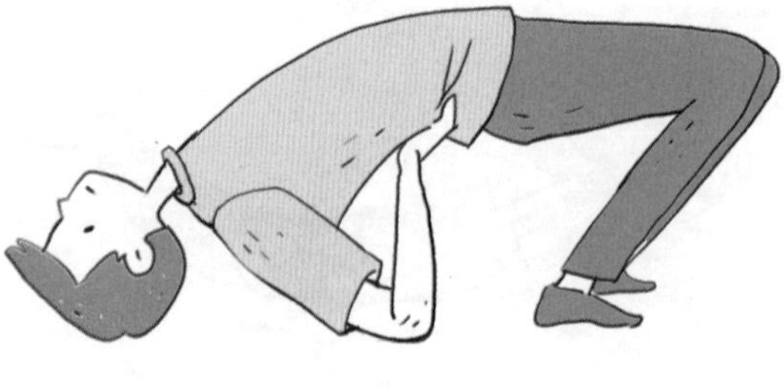

傷筋

骨刺（腰椎間盤突出症）

「坐骨神經痛，常是腰間盤移位或是腰間盤疾患，造成腰痛、腳痲痛。」相信這句廣告台詞，大家都很熟悉，簡單易懂的台詞，說明了腰椎間盤突出可能會出現的症狀。

腰椎間盤突出症錯誤俗稱為「骨刺」，主要是因為退行性病變或是外力，使得腰椎間盤纖維環破裂、髓核突出，壓迫到神經根、血管、脊髓、馬尾神經等組織，產生腰痛、下肢放射痛等症狀。九十八%的腰椎間盤突出症發生在下腰部，患病後若沒有及時治療，可能影響工作、學習、生活，嚴重者甚至可能造成永久神經損傷。

好發族群

1. 男性發病率大於女性。
2. 以二十至四十五歲之青壯年居多，約占八十%。
3. 經常彎腰搬重物（如搬運工作）、久坐（如辦公族、司機）、孕婦等等腰部受力較大之族群。

4. 腰部曾經發生扭傷、車禍等瞬間外力引起之損傷者。

為什麼會發生腰椎間盤突出症

腰椎間盤纖維環破裂、髓核突出是腰椎間盤突出症主要病因，因此椎間盤的退行性病變，是腰椎骨刺最主要原因。椎間盤已經退化，如果沒有加以保護防護，很可能一個強大外力就會誘發椎間盤突出。臨床上經常會遇到有人因為彎腰撿東西、刷牙洗臉、打噴嚏、咳嗽等原因突然發生腰椎間盤突出，正如許多人可能因為姿勢動作錯誤而造成急性腰扭傷。

如果外界力度大於組織強度時，引起椎間盤的擠壓傷，或椎體壓縮性骨折而致椎間盤撕裂，或在勞動中彎腰搬抬重物，突然用力時，致椎間盤或後關節損傷、擠壓，研磨應力造成髓核內各部的壓力不勻，在壓力大的部分，可使纖維環破裂，髓核突出，壓迫脊神經產生腰腿痛。

腰椎間盤突出症有什麼症狀

多數病人有外傷史或受涼史。發病時，病人腰部僵硬，可出現功能性脊柱側彎或腰椎生理前凸曲度會減弱甚至消失。

主要症狀是腰痛伴隨坐骨神經痛，腰痛常局限於腰骶部附近，在第三至四腰椎、第四至五腰椎或第五腰椎、骶骨，棘突間有局限性深壓痛並向患側下肢放射；坐骨神經痛一般為單側，沿患側大腿後側向下放射至小腿外側、足跟部或足背外側。

根據壓迫位置，可出現不同節段的皮膚感覺減弱或肌力下降、肌腱反射減弱等。

- **第三至四腰椎間盤突出**：小腿前內側皮膚感覺異常；脛骨前肌肌力減退、肌肉萎縮；膝反射減弱。
- **第四至五腰椎間盤突出**：小腿前外側、足背前內側皮膚感覺異常；拇背伸肌肌力減退。
- **第五腰椎第一薦椎椎間盤突出**：小腿後外側、足背外側、足底皮膚感覺異常；拇跖屈力量減弱；跟腱反射減弱或消失。

腰椎間盤突出症如何診斷

1. **疾病史**：患者通常有腰部扭傷病史。

2. 疼痛：通常會出現壓痛點和患肢放射痛。腰椎間盤突出症的壓痛點是在下腰段患側棘突旁約一至二釐米處，臨床上常稱為「棘旁壓痛點」，是病變定位診斷的重要依據。同時亦可區別於腰部扭傷，勞損或其它類型的疾病。

放射痛是在按壓棘旁壓痛點時所引起患側下肢疼痛，而且其疼痛部位符合該受累神經根公布的區域。有些病人在下腰部受叩擊後，患側下肢放射痛特別敏感，這是椎管內疾病的特有體徵。

3. 理學檢查：

- 跟腱反射及膝腱反射可能出現異常。
- 腦脊液加壓試驗（包括屈頸試驗、壓頸靜脈試驗、仰臥挺腹試驗等）及坐骨神經牽拉試驗（包括直腿抬高試驗、直腿抬高加強試驗、弓弦試驗）均呈現陽性，股神經牽拉試驗亦可為陽性。
- 姆趾背伸試驗、姆蹠屈試驗正常。
- 下肢皮膚感覺障礙測定：可有助於定位診斷，檢查時，需要兩側做對比。對於二便失禁、馬鞍區麻木的病人，除檢查下肢的皮膚知覺之外，還必須對會陰部作皮膚知覺的測定及肛門反射診查，若出現鞍區皮膚知覺減退及提肛反射的消失，表示可能有馬尾部腫瘤或是屬於中央型腰椎間盤突出症，這類疾病不適宜採取手法推拿治療，而應及早手術處理，所以選擇治療方法之前，必須要做詳細檢查，確診。

4. **X光、MRI、CT等檢查**：可輔助判斷腰椎有無側彎、生理曲度變化情形，以及椎間變窄程度。

腰椎間盤突出症這樣治療

理筋推拿整復手法

門診傳統推拿治療，是治療腰椎間盤突出症的主要方法，一般以滾法為主，滾法的特點是接觸面大，適應於腰腿部的操作。另須配合肘尖按揉、搖法、扳腰法。

每隔一日治療一次。手法治療原則必須由輕到重，腰腿部運動幅度由小到大，以患者能接受為原則。

藥物療法

根據患者實際情況辨證用藥。可在疼痛部位（阿是穴）、腰陽關、環跳、承山等穴位做熱敷及藥物敷貼，以緩解疼痛。

針灸療法

通常取腎俞、環跳、委中、承山等穴，慢性期可配合灸法。

其他

可配合骨盆牽引，將受壓迫的椎間盤拉開，使得突出的髓核復位，若有需要可能需要借助手術治療。

居家照護

1. 休息：急性發作期與理筋推拿治療之後都必須要臥床休息，床墊軟硬要適中，不可過軟或過硬，注意生理曲度的保持。
2. 避免過度勞累或感受風寒，尤其睡覺時腰部要注意保暖。
3. 維持正確姿勢：錯誤的姿勢是造成腰椎間盤突出的主要原因，因此隨時都要保持正確姿勢，注意生理曲度的維持。尤其是長期需要搬重物（如搬運工、建築工等等）或是彎腰工作（如礦工、翻砂工等等），必須注意彎腰姿勢，並做適度保護，久坐或久站時可配戴護具避免腰部過度屈曲。上下床也要注意姿勢，可用手及手肘作為支撐，再緩慢移動身體，可以減輕腰部的負擔。

4. 適度運動：平常要注意腰腹部肌肉及腰背肌肉鍛鍊。

5. 控制體重：腰椎承受上半身的重量，如果體重增加相對腰椎的負擔也隨之增加。

增強腰部運動

按摩腰眼

1. 雙手掌搓熱，貼在腰眼。

2. 向下推摩至尾骶部，再向上推摩至腰部，來回推摩十五至三十次，每天做三至五次。

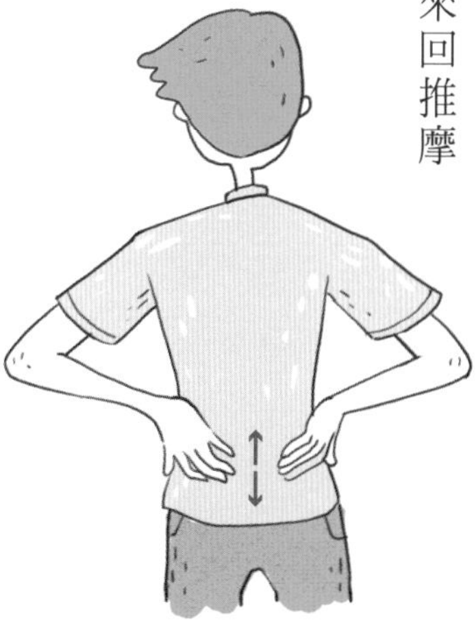

傷筋

膝關節內側副韌帶損傷

在門診經常遇到家長帶著青少年因為膝蓋內側疼痛來就診，很多人是在上完體育課或是運動社團，發現膝蓋內側腫痛，他們通常在運動之後覺得膝蓋隱隱作痛，體能狀態也無法發揮最佳狀態，尤其是從事武術型運動，例如空手道、跆拳道、柔道等需要利用單腳支撐身體維持平衡的運動。

中醫稱膝為筋之府，膝關節是人體站立、行走的主要負重關節，也是磨損最嚴重的關節之一，膝關節主要靠關節內的韌帶組織維持穩定，如果活動時承受外力不均、姿勢錯誤，都有可能造成膝關節韌帶受損，若未及時治療，容易加速膝關節退化。

好發族群

1. 青少年、警察、運動選手（球類運動跑、跳、撞擊）。
2. 久站且站姿習慣內八字。

為什麼膝關節內側副韌帶會損傷

膝關節內側副韌帶又稱腸側副韌帶，起自於股骨內上髁，止於脛骨內上髁。膝關節處於輕度屈曲體位時，如果膝蓋或腿部外側受到暴力打擊或重物壓迫，使得小腿驟然外展或大腿以上傾斜，膝蓋過度外展，會使內側的副韌帶發生扭轉甚至斷裂。

如果受外力較輕者，僅會發生韌帶的部分纖維斷裂；若受外力較重或甚重者，則可發生韌帶的完全斷裂，甚至於半月板或十字韌帶也會合併產生損傷。

膝關節內側副韌帶損傷有什麼症狀

1. 膝關節內側可能出現腫脹、瘀紫，常呈半屈曲狀態。
2. 疼痛：一般會發生在運動之後立刻發覺疼痛，患肢踏地支撐體重時膝關節會疼痛，若平躺則不感到疼痛。
3. 膝關節活動受限，甚至暫時不能行走。有可能出現「交鎖症」，即膝關節欲蹲下或站直行走時，膝關節像卡住一樣，需要重新活動一下才能伸直或彎曲。
4. 如果合併有半月板或十字韌帶損傷時，還可伴有關節內積血、交鎖症或關節內撕裂感，關節出現鬆弛且失去穩定性。

膝關節內側副韌帶損傷如何診斷

1. 膝部外傷史。
2. 臨床症狀：膝內側疼痛、腫脹、瘀紫，膝關節有鬆動感等。
3. 膝關節側向推擠試驗及側向分離試驗呈陽性反應。
4. X光片可協助診斷，可發現側副韌帶損傷處關節間隙變寬。

膝關節內側副韌帶損傷這樣治療

理筋推拿手法

通常受傷時間在十五天之內的內側副韌帶的部分斷裂，推拿療法能發揮祛瘀生新，促進損傷組織癒合的作用。但是對於內側副韌帶完全斷裂者或合併有十字韌帶損傷者，推拿手法療效不佳。

【固定】若側副韌帶部分斷裂，可用膝關節護具做固定保護。

TIPS

高醫師慣用手法

按揉、彈撥、滾、搖、拔、推揉、擦等等。

藥物治療

初期以活血消腫、祛瘀止痛為主，方劑可選用桃紅四物湯加減。損傷後期以健脾利濕為主，可用羌活勝濕湯、薏苡仁湯加減。

居家照護

1. **冰敷**：損傷一至二天內，如果膝蓋腫痛明顯，可做冰敷，一至二次 每次十至十五分鐘。之後經由醫師診斷再決定數日後開始進行熱敷，可以用熱毛巾、熱敷毯、紅外線燈，一日一至二次 每次十至十五分鐘（注意！冰敷或熱敷時都要維持膝關節伸直，敷完後立即用彈性繃帶包紮並抬高患肢休息）。

2. **休息**：患肢在四至六週內不可負重，且要避免屈伸膝關節。

3. **日常動作宜放慢速度**：常見不經意的動作，例如：從座位上起身，由於久坐之後變化姿勢呈站立，關節需要一點時間適應，所以動作不宜過快過大。

4. **適度運動**：急性損傷出血停止後，即可進行股四頭肌功能鍛煉。恢復後期可做膝關節伸屈運動及肌力訓練。

半蹲—起身反覆運動

1. 雙腳打開與肩同寬。
2. 慢慢半蹲讓膝蓋彎曲，膝關節角度不宜小於一百二十度，維持三秒後恢復站姿。
3. 重複十五至三十次，每天三至五次。

傷筋

膝關節半月板損傷

豪小子——林書豪二〇一二年與底特律活塞隊對戰時，因為左膝蓋不適而中途下場休息，經過核磁共振檢查，發現半月板軟骨出現撕裂傷，為此他休息了一段時間才重新回到球場。

膝關節半月板損傷可說是運動員最常見的損傷，尤其是跑跳頻繁的球類運動，例如籃球。半月板之損傷大多由於膝關節受到扭轉而造成，所以常會與前十字韌帶斷裂同時產生。

好發族群

1. 急性損傷大多發生在運動員。
2. 慢性勞損則多見於中老年人，或是膝關節過度使用者。

為什麼膝關節半月板會受傷

膝關節是我們人體最大的關節，主要作為支撐我們的體重以及提供良好的活動度，主要的構造主要包括了骨頭、韌帶、關節面軟骨及半月板。膝關節內有兩塊如新月形狀之纖維軟骨組織稱為半月板，介於股骨及脛骨之關節面之間，外緣厚、內緣薄，可以減少膝關節面軟骨之壓力，具有穩定關節與緩衝震盪的功能。

在身體負重足部固定的情況下，膝關節處於半屈曲體位時，突然的內收、旋轉，伸直膝關節或外展、旋轉、伸直膝關節，半月板被卡在股骨髁和脛骨平台之間而破裂，通常發生在做跳躍動作之後。

膝關節半月板損傷有什麼症狀

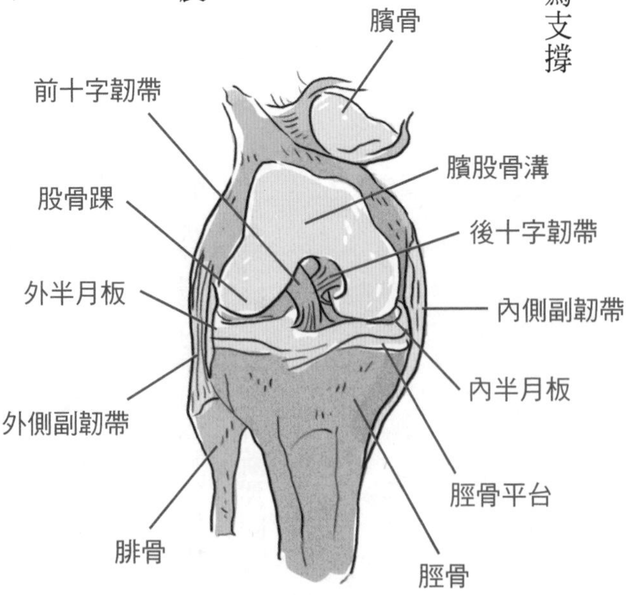

1. **疼痛**：膝關節一側或後方疼痛，位置固定。

2. **關節腫脹**：多見於急性損傷階段，主要是由於半月板邊緣破裂，血管損傷產生關節積血和積液。

3. **膝關節活動受限**：彎曲時無法順利一次彎曲到底或伸直，需要稍作膝部運動，聽到一次彈響，隨即關節恢復了正常的活動。

4. **關節不穩定感**：走路時感覺關節內不平整，尤其走高低不平的道路，上下樓梯或台階時最為明顯。

5. **肌肉萎縮和乏力**：以股四頭肌為主，由於半月板的損傷，膝關節活動受限，肌肉產生了廢用性萎縮。

膝關節半月板損傷如何診斷

1. 膝關節有外傷史。

2. 臨床症狀表現：膝關節腫脹、疼痛，關節間隙壓痛（壓痛點：醫師用拇指置於膝眼部位向下按壓發生疼痛即為半月板壓痛），膝關節內彈響，交鎖症，股四頭肌萎縮等等。

3. 麥氏徵陽性，此特殊試驗可決定半月板破裂的部位為內側或外側。

4. 旋轉擠壓試驗陽性。

膝關節半月板損傷這樣治療

半月板損傷之治療，針對半月板受傷的程度位置而有不同的方法，程度較輕的患者可以保守療法治療，若受傷範圍較大則可能需以關節鏡手術修補或行部份切除。

理筋推拿手法

TIPS

高醫師慣用手法

滾、按、擊、屈、墊、搖、搓、擦等等（注意！在推拿治療時不要反覆地做麥氏試驗以避免半月板再損傷）。

【固定】急性損傷期可使用膝關節護具做局部固定，以避免膝關節活動過度。

藥物治療

損傷初期宜活血化瘀、消腫止痛，可選用桃紅四物湯、舒筋活血湯加減。後期可採用溫經通絡止痛方法，可用健步虎潛丸、補腎壯筋湯等方劑。

居家照護

1. 熱敷可以促進關節周圍的循環，對於緩解疼痛組織修復都有一定程度效果，損傷後期可經常做局部熱敷。

2. 為避免膝部再次外傷，平常走路、工作時可用護膝。上下樓梯或是爬山時，盡量讓沒有受傷的腳負責支撐體重，例如上樓梯時先讓沒有受傷的腳上一階，等站穩後受傷的腳再跟上。

3. 加強股四頭肌的功能鍛煉，以提高膝關節的穩定性能。採坐姿，盡量坐到椅子深部，大腿置於椅墊上，將小腿反覆伸直與放下，小腿伸直時維持三至五秒不動，一日三至五次 每次十分鐘。（注意！需量力而為。）

膝關節運動

屈膝轉膝

1. 雙腳膝蓋、腳跟併攏，身體微向前俯，雙手按於膝上，雙目注視前下方。
2. 雙膝自左向後、右、前做回旋動作。重複十次後，反方向再做十次，每天做三至五回。

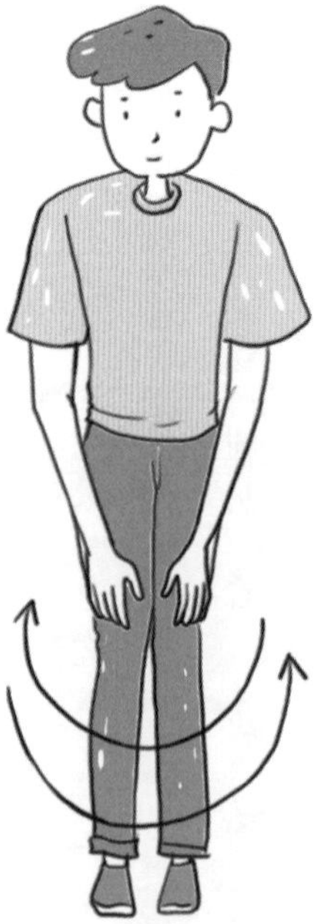

傷筋

踝管症候群（Tarsal Tunnel Syndrome）

當你發現你的腳跟痛，但是痛的部位又不是在腳跟上，而是從內側腳踝足跟上方延伸至腳踝下方，這個部位可能困擾著你，卻又讓人不知該如何形容，通常可能就是「踝管症候群」。

「踝管症候群」又稱「跗管症候群」或「蹠管症候群」，其與「跗骨竇症候群」、「足跟痛」都是足踝疼痛，只是部位有所不同，這些足踝問題的處置也有所不同，因此在臨床上必須加以區辨。

「踝管症候群」主要疼痛點在腳踝內側下面，疼痛時會有被電到的感覺。通常是腳踝內側跗管裡面的神經被壓迫，導致腳底麻痛。

「跗骨竇症候群」主要痛點在足背與足踝交接的外前側凹陷處，每當腳掌作扭轉的活動時，會增加疼痛的感覺。

「足跟痛」主要疼痛點在腳底內側，在踝管症候群痛點的後方，大多在腳底踩地時感受到壓痛，與踝管症候群的麻痛感不同。

為什麼會發生踝管症候群

踝管症候群屬於慢性損傷，主要是因為足部過度使用而引起。其次是踝關節反覆扭傷誘發，主要與跗管所在的位置及本身結構有很大關係。隨著年齡增長，韌帶彈性較低，所以老年人經常會發生踝管症候群，因為疼痛為麻痛感，所以在臨床上常被誤診為風濕腳痹或末梢神經炎。

所謂踝管（跗管）是自內踝後下方有屈肌腱支持帶連到跟骨後內側而形成的一纖維骨性管溝。上面是踝內側支持帶（或稱分裂韌帶），為堅韌的三角形纖維索，起自內踝尖，向下呈扇形展開，止於足舟骨、距骨和跟骨，當三角韌帶受損傷攣縮，就會使踝管管腔狹窄，管腔內神經勝壓迫便會產生麻痛不適。

踝管症候群有什麼症狀

患者會抱怨足底或足跟有間歇性刺痛、灼痛或麻木，長久站立或步行可加劇疼痛，也常在夜間發作，因而影響睡眠。初期常在走路多、久立或勞累後出現內踝後部不適，休息後改善。持續日久，則出現跟骨內側和足底麻木，或有蟻爬感覺。嚴重者可出現足趾皮膚乾燥、發亮，汗毛脫落及足部內在肌肉萎縮，走路跛行等現象。

踝管症候群如何診斷

1. 足底或足跟有間歇性刺痛、灼痛或麻木，長久站立或步行可加劇疼痛，夜間加重。痛麻區域局限於跟骨內側和足底。
2. 內踝後下可有壓痛和踝部 Tinel 徵（叩擊內踝後方，足部針刺感加劇）。
3. 作足部極度背伸時，症狀加劇。
4. 與一般蹠痛症、末梢血管病或末梢神經炎等相鑑別的方法是在跗管部位壓迫脛後神經時出現症狀加重。
5. 脛後神經的跟支和其主要分支足內側神經和蹠外側神經在足部公布區感覺減退，肌電圖顯示蹠部小肌肉有纖顫。

踝管症候群這樣治療

整復推拿手法

1. 醫師一手托足跟，一手握足趾，讓病人做足背屈動作的同時加力過度背屈多次。
2. 醫生一手握足跟，一手握足內側面，讓病人做足外翻動作的同時加力過度外翻幾次，使分裂韌帶徹底鬆解。
3. 在屈肌支持帶四個標定點（①內踝下前緣點；②內踝下後緣點；③跟骨底前緣點；④跟骨底後緣點），分別按揉二十至三十次，再在支持帶兩端沿韌帶用彈撥法分別八至十次，然後將足用力背屈幾次。

居家照護

1. 踝管症候群的居家照護與踝扭傷一樣，須遵守PRICE（或RICE）原則。
2. 多休息，不可以做劇烈的運動，跑步也需要暫時禁止。
3. 急性期先冰敷，急性期過後一至三天後在醫師的許可下進行局部熱敷或泡腳，溫度控制在四十至五十度之間，不宜過熱，特別是年長者末梢神經對溫度敏感度降低，可能發生燙傷而不自覺。

4. 在醫師允許下可以對患處進行按摩，手法上可以用點按，或順著肌肉紋理直推，或橫向撥筋，按摩時間大約十至十五分鐘。

傷筋

足踝扭傷

足踝扭傷幾乎是每個人都有過的經驗，這也是骨傷科門診非常常見的損傷，幾乎每天會有「拐到」的患者來求診，大多是發生在運動（跑步、快走）、爬山、路面不平整、做跳躍動作，穿著高跟鞋的女性更是多見。過去的人在日常生活中走路機會較多，腳踝周圍肌肉韌帶都較發達，所以踝扭傷機率較小，恢復也較快，現代人多數是久坐少動，欠缺鍛鍊，踝關節周圍肌肉組織強健度不如以往，加上愛美女性經常穿著又高又窄的鞋，使得踝扭傷的患者成為骨傷科大宗。

足踝與膝關節、髖關節都是支撐人體體重的重要關節，也是活動時承受壓力的部位，稍有不慎，就很容易造成踝扭傷，有時更可能兼併腳踝關節脫臼。如果曾經發生過踝扭傷，沒有良好的治療可能導致日後反覆扭傷，最終成為陳舊性損傷。幸好踝扭傷雖常見，但是只要能在急性期給予適當的處理，休息一段時間後，都能恢復到受傷前的運動功能，所以踝扭傷發生的第一時間務必要做妥善處理。

為什麼會發生足踝扭傷

通常由於間接暴力所致，如行走或跑步時突然踏在不平的地面、上下樓梯踩空、上下坡時不慎跌倒、騎車或踢球跌倒，導致踝關節猛烈翻轉而受傷。踝部扭傷的類型與暴力大小、受傷時的姿勢有密切關係，比較常見的是踝關節過度內翻扭傷，主要引起外踝前下方的距腓韌帶的損傷和撕裂。

足踝扭傷有什麼症狀

一般性扭傷病人會記得曾經發生過外傷史，例如運動、道路不平、車禍。較特殊而常見的是機車車禍後座乘客腳踝可能被來車撞擊或者機車翻倒時被車身與地面擠壓造成腳踝部扭傷。

腳踝處紅腫，行動困難，特別是患肢需要支撐體重時幾乎不能行走。

足踝扭傷如何診斷

1. 患者有明確的外傷史。
2. 傷後外踝前下方迅速腫脹，輕者僅局部腫脹，嚴重者可能整個踝部腫脹，並可見皮膚大片瘀斑。

3. 疼痛，外踝前下方壓痛明顯，踝部不敢蹠屈或內翻，足著地時疼痛加重。

4. 活動功能障礙，但尚能勉強行走，若外側韌帶完全斷裂，踝呈輕度內翻畸形，內翻活動範圍加大。若係外翻扭傷，則腫脹以內踝前下方為主，其餘症狀與內翻扭傷相同。

5. 為確定有無韌帶斷裂或骨折，可拍X光片，並與健側內翻位X光片對照。

足踝扭傷這樣治療

踝關節扭挫傷急性期處置：PRICE 或 RICE

1. P：Protection（**保護**）。受傷的腳踝以支架或充氣式護套、石膏包紮保護，以免再受到碰撞，且暫時不宜踏地負重，可持枴杖幫助行走。

2. R：Rest（**休息**）。受傷的踝關節需要充分的休息，不可用力行走、活動。

3. I：Ice packing（**冰敷**）。受傷後四十八小時內，受傷的踝關節以冰敷治療，每次冰敷時間約十五至二十分鐘，每次間隔三小時，冰敷可使血管收縮，減少踝關節的腫脹疼痛，受傷後及早冰敷可明顯減少腫脹，復原時間也可縮短。

4. C：Compression（**壓迫**）。受傷的足踝關節以繃帶包紮，以減少受傷區的出血腫脹（注意！包紮的力道與鬆緊程度，不宜過緊而影響到下肢的循環）。

5. E：Elevation（抬高）。受傷的肢體應盡量抬高，減少足踝部的腫脹，應抬高至心臟部位以上，以減少血液循環至受傷處。

理筋推拿手法

1. 外踝扭傷的治療手法：一般使用揉、旋、推、拉、壓、捋、擦等手法。
2. 內踝扭傷的的治療手法：一般使用揉與牽。
3. 牽拉內外踝關節共同法：醫者一手反握足跟，另手由內向外握足大趾，雙手合力，驟然牽拉（有時可聽到響聲），以糾正由於外踝或內踝扭傷併發之關節錯縫。

【固定】理筋推拿手法之後，可用踝關節護具做固定，同時做為保護，以預防再次扭傷。如果發生韌帶斷裂或骨折者，可用石膏固定。

藥物治療

損傷早期宜採活血祛瘀、消腫止痛方法，常用方劑為七厘散、桃紅四物湯。如果腫脹嚴重明顯者，可外敷消腫化瘀散、七厘散等藥物。

損傷後期宜採養血壯筋方藥，常用方劑有補腎壯筋湯、壯筋養血湯。

居家照護

1. 足踝扭傷的處理須遵守ＰＲＩＣＥ（或ＲＩＣＥ）原則。
2. 足踝急性期過後就可以進行復健運動。
將腳懸空做腳踝的旋轉動作，分別依順時鐘、逆時鐘、左右、前後方向旋轉，動作放慢，四種方向的動作分別各做二十至三十次。

傷筋

足跟痛〔跟腱炎（Achilles Tendonitis）〕

吳媽媽一跛一跛的走進門診，抱怨最近幾天每天早上下床一踩到地板，腳後跟就痛得讓人想要跪下去，不知道是不是有骨刺？

其實，腳後跟疼痛是中老年人非常常見的足部問題，臨床上我們統稱為「足跟痛（Posterior Heel Pain）」，一般泛指疼痛發生在足跟部周圍疼痛。不過很多足部問題都會造成足跟痛，必須找對病因才能徹底解決足跟痛。常見問題可能是後跟滑囊炎、跟骨脂肪墊炎、跟骨骨刺、跟骨骨病，中醫的腎虛也會出現跟骨疼痛。

跟腱炎是指跟腱產生炎症反應。通常是因為在運動過程中，小腿腓腸肌和跟腱承受了太大的壓力導致的，另外，突然增加運動的強度或頻率也常會引起跟腱炎，如果沒有好好處理，很容易變成慢性炎症，而反覆發作。

TIPS

根據不同疼痛部位的可能原因

- 跟後痛：主要有跟後滑囊炎、跟腱止點撕裂傷、痹證性跟痛症。
- 跟下痛：主要有跟腱起點筋膜炎、跟骨下滑囊炎、跟骨脂肪墊炎、腎虛性跟痛症。
- 跟骨病：跟骨本身的疾病，如跟骨骨髓炎、骨結核，偶爾也是良性腫瘤或惡性腫瘤的易患部位。

好發族群

運動員（如馬拉松選手、賽跑選手等，大約有十一％的病人因跑步之類的運動損傷引發跟腱炎），慢性勞損，中老年人，扁平足。

為什麼會發生跟腱炎

跟腱（又稱阿基里氏腱 Achillestendon）是位於踝關節後方的一條大的肌腱，它連接小腿後方的肌肉群到跟骨，是人類從事行走、奔跑、攀登等運動時非常重要的肌腱。

許多原因都會造成跟腱過度使用，因而導致跟腱內的纖維發生慢性損傷，例如長期超負荷的運動，頻繁在硬性地面（如公路）上奔跑、爬山，或是做爆發式動作等，均可能誘發跟腱炎。

跟腱炎通常發生在小腿肌肉經常緊繃的人身上，當腓腸肌和比目魚肌緊繃時，跟腱承受了較大的壓力，就會誘發跟腱發炎，而且跟腱由於血供不充足，所以癒合也比較緩慢。

跟腱炎有什麼症狀表現

1. 疼痛：通常發生在腳跟後面或者小腿下部，在早晨變得更加嚴重，因為睡覺的時候腳背大多是伸直，下床時將雙腳放在地上，跟腱就從整晚的放鬆狀態轉變到了牽拉狀態，造成疼痛。行走（尤其上樓）、運動後均會加重疼痛感。

2. 肌腱腫脹，在病變區域出現結節，局部皮膚發紅發熱。

跟腱炎如何診斷

1. **外傷史**：通常發生在激烈運動之後，或是過去曾經發生過足踝損傷者。

2. **臨床症狀表現**：急性損傷後，跟腱周圍腫脹、壓痛，踝關節的屈伸可引起疼痛。局部出現紅、腫、發熱等現象。

3. 足蹠屈抗阻力試驗會使疼痛加重。

4. X光片可能發現有跟腱周圍的變性鈣化。

跟腱炎這樣治療

理筋推拿手法

1. **捋法**：患者俯臥，膝關節屈曲九十度，足底向上，醫者一手拇食指捋順跟腱反覆數次，以促進局部血循，消腫止痛。

2. **拉法**：體位同上，醫者雙手拇指與其它四指拿患者跟腱並向上提拉三至五次，最後提拿跟腱向兩側輕輕扳動。

3. **推法**：患者俯臥伸直患腿。醫者托拿患者跟腱止點，一手以拇指從足跟經跟骨結節至腓腸肌反覆推動五至十次，使之有發熱感，皮膚略微紅。

4. **揉按法**：患者俯臥位，小腿及足跟部墊一軟小枕。醫者用一手揉捏跟腱周圍。由輕到重、由淺入深、從上到下，反覆八至十二次以使患者有痠脹感為宜。

5. **搖法**：患者俯臥，足踝部墊一軟小枕，充分放鬆跟腱部位。然後以順時針方向運搖踝關節，速度再慢，幅度逐漸加大，八至十二次為宜。

藥物治療

宜採用活血化瘀、通絡止痛方法，可選用和營止痛湯。

居家照護

1. 受傷後四十八小時內可作冷敷，每次敷時間約十五至二十分鐘，每次間隔三小時，冷敷可使血管收縮，減少踝關節的腫脹疼痛，復原時間也可縮短。
2. 適度休息，尤其運動員應停止跑步、跳躍等動作，跟腱恢復之前應避免快速上下坡。
3. 選擇適合的鞋子，避免過大或過窄的鞋子，可在鞋底加墊鞋墊以減少跟腱張力。
4. 注意足部保暖，尤其冬天可穿上較厚的襪子，一來緩衝足跟部受力，二來保暖維持較好的循環狀態，有助緩解急慢性足跟疼痛。

5. 在醫生許可之下，可以進行一些簡易的復健運動，有助於恢復原有的機能狀態。手扶樓梯扶手，患側腳踩在階梯上，腳掌前半部踩著階梯，腳跟懸空，另一隻腳踩在階梯上維持身體平衡。

患側足跟痛做反覆伸展，每天一至二次，每次三十至五十下（以不會感到疼痛為度）。

傷骨

落下頦（顳頜關節脫位）

俗語說：「笑到掉下巴」。「掉下巴」、「落下頦」是顳頜關節脫位的俗稱，又稱下頜關節脫位，古書稱「失欠頰車」、「落下頜」、「脫頜」。經常發生於大笑、打哈欠或是咬到硬物時，導致下頦骨向前脫位，而出現口半開不能閉合，說話吞嚥困難及下關穴飽滿，對耳屏前方凹陷空虛感等症狀，臨床上多為前方脫位，可能發生於單側或雙側。

好發族群

好發於老年人、身體虛弱者；幼童也常發生，因為幼兒關節肌肉上都還在發育，關節穩定性還不足、肌肉強度還不夠，所以較容易發生脫位。

為什麼顳頜關節會脫位

顳頜關節脫位通常發生於顳頜關節不穩定或是肌肉鬆弛。顳頜關節是人體頭面部唯一能活動的關節，屬左右聯動關節，由下頜骨的髁狀突和顳骨的下頜窩構成。髁狀突和關節均在關節囊內，關節囊前壁較薄、後壁較厚，當因突然張口過大，如大笑、打呵欠、咬硬物，或者張口過久（如拔牙、做口咽部檢查或手術時），使用開口器過度，使髁狀突脫離了關節凹，移位於關節前而發生脫位。

此外，年老體衰、久病、體質虛弱的人，因氣血不足、肝腎虧虛，也有可能可導致韌帶鬆弛，成為習慣性脫位。外力撞擊（如車禍、暴力鬥毆）也是造成顳頜關節脫位的原因之一。

顳頜關節脫位有什麼症狀

下骸運動異常，呈開口狀態，閉合不能自如；語言困難，流涎，咀嚼、吞嚥困難；下頜前伸、頦部下移，面形相對變長。

單側前脫位時，口角歪斜，下頜骨微向前伸，頦部中線偏向健側；雙側脫位時，下頜骨下垂並向前突出，咀嚼肌痙攣呈塊狀隆起，面頰扁平，顴弓下可摸到下頜頭與凹陷，觸診時耳屏前可摸到凹陷區。

顳頷關節脫位如何診斷

診斷顳頷關節脫位一般是從患者的症狀及體徵來判定。前脫位時髁狀突移位於關節結節的前上方，在耳屏前方，顴弓下方可觸摸到下頷骨髁狀突，不論是用視診、觸診，都可明顯發現三角形凹陷區域。

單側脫位時，下頷骨前伸並向對側偏斜，除患側後牙可能早接觸外，其餘牙開；雙側脫位時，雙側後牙可能早接觸，餘牙開，下頷前伸，前牙反，面部加長。其他伴隨症狀有張、閉口受限，患側關節區、面部疼痛，不能咀嚼食物，吞嚥、語言、表情均受到影響。

除非有受到外力撞擊，需考慮有無骨折問題，一般不需要再做X光攝影等檢查。

顳頷關節脫位這樣治療

整復手法

一般在門診以坐姿「口腔外復位法」較容易執行，只要患者不過於緊張，「口腔內復位法」也可在數秒內復位。

右側脫位時，患者取坐位，頭部可不做固定，術者站立於患者的右後方，將右手大拇指置於右下頜磨牙後區，其餘四指輕輕放置於下頜骨下緣，左手四指放於頦部下頜骨下緣。囑患者放鬆，將右手拇指向後下方按壓，同時左手四指將下頜頦部托向上。左側脫位者，將左手拇指放於左磨牙後區，右手四指放於頦部下頜骨下緣下，方法同上。如兩側關節同時脫位，則先復位右側，再復位左側。

當髁突越過關節結節頂點時，在閉口肌群的作用下即可使髁突回復至關節窩內。顳下頜關節脫位後常伴有關節區及周圍組織的疼痛及咀嚼肌痙攣，是影響關節復位的重要因素，若遇咀嚼肌痙攣明顯者，可以讓患者做幾次張閉口運動，使肌肉放鬆，然後再行復位。

復位成功後，視情況給予顱頜彈性綳帶固定約二週，維持復位後的位置，使被拉鬆拉長的關節囊和韌帶得到良好修復，防止再脫位。

藥物治療

初期以舒筋活血、氣血暢通為主，可內服疏筋活血湯、復元活血湯。中後期以補肝腎、壯筋骨、養氣血為主，可用壯筋養血湯、金匱腎氣丸、十全大補湯等方劑。

習慣性脫位患者，可用加減補筋丸等方藥煉蜜為丸，日服三錢。

居家照護

1. 做完關節復位之後，在固定期間，不要用力張口、大聲講話，宜吃軟食，避免咀嚼硬物。

2. 經常做咬合動作鍛鍊顳頜關節周圍的肌力，可以對關節形成較有力的保護。（方法：口腔內無物，上下牙齒對齊，慢慢施力咬合，力度適中，由一分逐漸增加至八分力，每日二至三次，每次二十至五十下。）

3. 經常按摩翳風穴與下關穴。

肩關節脫位

在門診偶爾可以看到病人用一隻手捧著另一隻手來就診，被捧的那隻手肩部疼痛不已，碰也碰不得，動也不能動，要醫師趕緊幫他「突」回去。也曾碰過一位患者，酷愛打籃球，經常一個蓋火鍋，肩膀就「掉了」，這些都是所謂肩關節脫位（脫臼）。古代稱為「肩胛骨出」或「肩骨脫臼」。

肩關節解剖上的特點肱骨頭大，關節盂小而淺，關節囊鬆弛，又因關節囊的前、下方沒有韌帶和肌的覆蓋，再因它的活動範圍較廣泛，能使上臂前屈、後伸、內收、外展，又可旋前旋後等的活動，因此肩關節的脫位為最常見的脫位之一。脫位可分前、下、後脫位三種。以前脫位為多見。前脫位又因脫位的位置不同，可分盂下脫位、喙突下脫位和鎖骨下脫位。外傷性脫位經常合併有嚴重的關節周圍軟組織損傷，或合併有肱骨頭骨折，特別是大結節骨折，是常見的合併損傷。偶爾有肩胛盂邊緣骨折，亦可發生腋神經損傷。故在復位前後應檢查神經有否損傷，在條件許可下應作X光片檢查。

好發族群

1. 好發於二十至五十歲的成年男性。

2. 年輕族群會發生肩關節脫臼，大多是因為關節受到強大的力量，像是重大創傷（如車禍、外力撞擊）或運動傷害，尤其是撞擊性運動，如籃球、排球等激烈運動。

3. 年紀較大的人，則可能是因為包覆關節的軟組織（如軟骨、關節囊、韌帶、肌腱等）退化，可能輕微的創傷（例如脫上衣時，角度過大的動作）或是跌倒而造成肩關節脫位。

為什麼會發生肩關節脫位

1. 間接暴力：向左右側跌倒時，外展的肘關節或向後跌倒時伸直手臂撐在地上，使肱骨頭衝破關節囊前下部的弱點，引起肱骨頭向前脫位。

2. 直接暴力：因打擊或衝撞等外力直接加於肩關節部，例如：向後跌倒時以肩部著地，或因來自後方的衝擊力而向前脫位。

3. 過度外展高舉的間接外力，例如長時間的用一條胳膊懸吊住身體（例如吊單槓），使肱骨頭衝破下側的關節囊薄弱點，脫出在關節盂的下方。

4. 先天肩關節比較弱，或是年紀大關節組織退化。

肩關節脫位有什麼症狀

1. 疼痛：即使是小小動作也會造成肩部劇烈疼痛。
2. 活動受限：受傷的肩膀下垂且不能自由活動，頭部也會偏向患側。此外，當患者的手肘緊貼胸前，手掌會無法搭上對側肩膀，或當手掌搭到對側肩部時，手肘會無法貼近胸部。
3. 肩部外觀明顯變形：失去原本的圓渾輪廓，肩峰突出且平直。

肩關節脫位如何診斷

1. 患肩腫脹、疼痛、肩關節主動活動喪失，被動活動受限。
2. 肩部呈「方肩」畸形，觸之三角肌下空虛，可在腋部或肩前方摸至肱骨頭。
3. 搭肩試驗（Duga's 徵）陽性。
4. 直尺試驗陽性。
5. X光片檢查可輔助判斷脫位類型和有無併發骨折。

肩關節脫位這樣治療

整復手法

肩關節脫位新傷的復位方法非常多，以「拔伸足蹬法」和「牽引回旋法」最為實用。

1.拔伸足蹬法（Hippocrates 法）

患者仰臥，醫者立於患側，將一足跟置於病人腋窩內，兩手握位患肢腕部在肩外旋、稍外展位持續牽引患肢，並逐漸內收、內旋，如有彈跳感，說明已復位。

2.牽引回旋法（Rochcr 法）

患者仰臥，助手用寬布帶繞過腋下向上牽引，醫者握住肘部持續向下牽引，一至二分鐘後將肩外展外旋，再逐漸內收，使肘部緊貼胸臂並移向中線，再內旋，將患肢手掌搭於對側肩部。當有入臼聲響，復位即告成功。

固定：一般復位之後須固定約二至三週，可用三角巾或是醫療器材行現成的手臂吊帶，將患肢保持在內收、內旋位，肘關節屈曲六十至九十度。

藥物治療

對於習慣性脫位，可以加上補益肝腎、壯筋強骨的方藥，如補腎壯筋湯、健步虎潛丸等方劑。

居家照護

1. 肩關節復位後的四至六週內很重要，必須要保護好肩關節，讓包覆關節的軟組織癒合，以免留下禍根，而變成習慣性脫位，可用三角巾或手臂吊帶來固定姿勢。

2. 避免患側碰撞，也不宜出力、提拿重物。

3. 腫痛減退之後就可以進行復健運動。（復健運動之前可先在局部做熱敷）採坐姿，患側手臂分別向前平舉九十度、向側邊平舉九十度、向上舉直一百八十度，每個動作維持一至三分鐘再換下一個動作，三個動作可以交錯著作，每個動作二至五次。

肩部鍛鍊運動

上提下按

1. 屈肘上提，兩手掌與前臂平，提至胸前與肩平，掌心向下。

2. 兩掌用力下按，至兩臂伸直。重複十五至三十次。

左右平推

1. 兩掌同時向左右分開，手掌慢慢握成虛拳，兩臂逐漸伸直。（胸部盡量向外挺出）
2. 兩臂仍屈肘，兩拳放開，掌心向外，回到預備姿勢。重複十五至三十次。

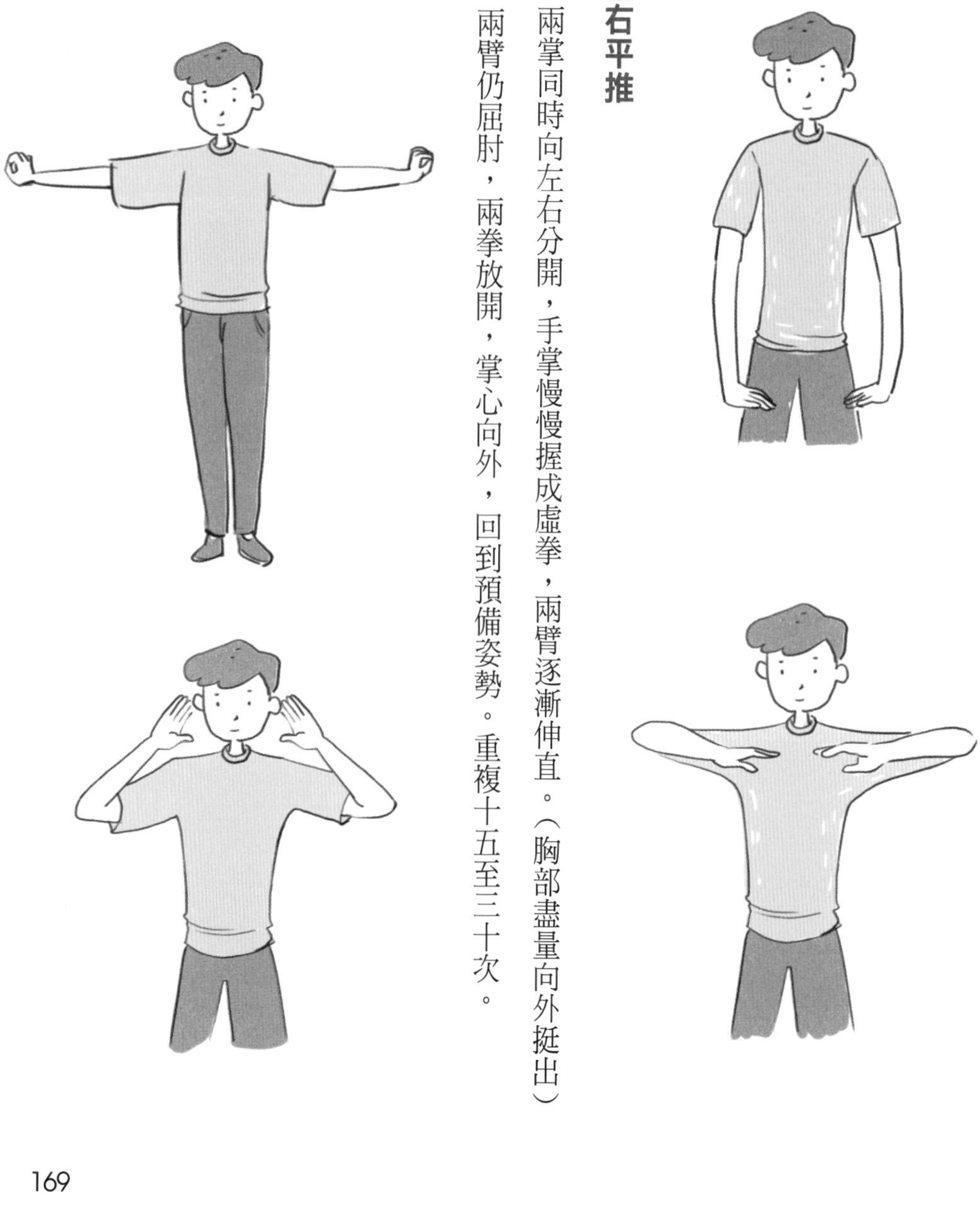

傷骨

肘關節脫位

肘關節脫位是全身各關節最常見的脫位之一，佔全身四大關節脫位總數的一半。最容易發生在兒童與青少年，這時期孩子比較好動，同學朋友之間互相推擠跌倒時以手臂撐地，手臂當場伸不直也不能彎曲，如果受傷後怕被罵沒有告知家長、老師，手臂放在桌上寫字或翻書時也不容易發現小朋友受傷，必須在站立或行進間觀察手臂垂直下放的姿勢，才能發覺是否有異常。

肘關節脫位很容易造成其他合併症，例如肱骨內上髁或外上髁骨折、肘關節韌帶撕裂傷、尺神經或橈神經牽拉性損傷、肱靜脈壓迫性損傷等等，晚期可能會導致創傷性關節炎、肘關節僵硬。因此要在脫位發生時，儘早做適當處理，及早復位與固定，可以透過X光片確認是否合併有骨折問題，根據實際狀況採取不同治療方式。

為什麼肘關節會脫位？

構成肘關節的肱骨下端呈內外寬厚，前後薄扁，側方有堅強的韌帶保護，關節囊前後部相當薄弱。肘關節的運動，主要為屈伸，尺骨冠狀突較鷹嘴突小。因此對抗尺骨向後移動的能力要比對抗向前移動的能力差，如跌倒時，肘關節伸直、前臂後旋手掌接觸地面，使得肘關節過度後伸，就會導致肘關節脫位，而且最常發生就是肘關節後脫位。

肘關節脫位有什麼症狀？

手肘腫脹、疼痛（壓痛範圍很廣）且活動受限。患側不能活動，無法將手臂垂直放下，患者會以健側手掌托住患側前臂，肘關節處於半伸直位，被動運動時伸不直肘部。肘後空虛感，可摸到凹陷處。肘部三點關係（肱骨內上髁、肱骨外上髁、尺骨鷹嘴突）完全破壞，失去正常關係。

如後脫而有側方移位時，則肘關節變寬；向外脫位者，前臂與肱骨縱軸的關係是向外移位，肱骨內髁明顯突出；向內脫位者，前臂與肱縱軸的關係是向內移位，肱外髁明顯突出。

肘關節脫位如何診斷？

1. **有外傷史**：如跌倒時肘關節伸直，手掌撐地。

2. 肘彈性固定：肘彈性固定一百二十至一百四十度，局部腫脹，疼痛及壓痛，主動及被動關節活動喪失，有明顯畸形，肘後三點（肱骨兩髁和尺骨鷹嘴）關係紊亂，肘後飽滿，肘前可摸至肱骨下端。

在正常情況下肘伸直位時，尺骨鷹嘴和肱骨內、外上髁三點呈一直線，屈肘時則呈一等腰三角形，發生肘關節脫位時，上述關係會被破壞，所以可做為肘關節脫位鑑別要點。

3. 體徵：

- **後脫位**：最明顯特徵為「靴狀手肘」，肘關節成彈性固定在四十五度的半屈曲位置，有如靴子般，無法伸直一百八十度也無法彎曲手指觸碰到肩頭，手肘後方可以摸到移位的尺骨鷹嘴突，手肘前方則可摸到移位的肱骨，關節的前後徑變大。肘後關節脫位與肱骨髁上骨折的症狀很類似，所以在受傷之後要做區分，一般脫位的疼痛範圍較廣，關節有明確的活動角度受限制，骨折的疼痛範圍侷限在肱骨髁成環狀壓痛，骨折比較明顯的是會出現皮下瘀斑，同時伴隨有骨頭摩擦的聲音。
- **前脫位**：肘關節屈曲受限，呈彈性固定，肘前隆起，可觸及脫出的尺橈骨近端，肘後可以觸及肱骨遠端或游離的鷹嘴骨折片。

- **側脫位**：肘關節增寬，上臂、前臂的長度正常。

4. **X光片**：可明確脫位情況及有無合併骨折，特別應注意尺骨冠狀突、肱骨內上髁及橈骨頭有無骨折。

肘後關節脫位這樣治療

肘關節脫位非常適合用整復手法來恢復關節位置與功能，其中以肘膝法最為輕便有效。

整復法

1. 牽拉屈肘法

助手雙手握患肢上臂，醫者一手握患肢手腕，對抗牽引，另一手拇指扣住肱骨下端，向後上方推按，餘四指置於肘後鷹嘴突部向前下方端托即可復位。此時肘關節被動活動不再受限，肘後三點關係恢復正常。

2. 肘膝法

患者坐於凳上，醫者一腳踏在患者所坐凳面的一側，膝部低於患者肘窩，將患肘肘尖置於醫者膝上緣，並用一手按壓患肢上臂，另一手牽拉前臂使關節復位。

【固定】脫位關節復位之後，必須用三角巾或手臂吊帶懸吊前臂，或用長臂石膏托固定肘關節於屈曲九十至一百三十五度的位置約七至十天。

> **TIPS**
>
> 如果合併有骨折時，一般先整復脫位，後整復骨折，再固定骨折。若同時合併有神經、血管損傷或手法復位失敗者，應及時手術。

居家照護

1. 關節復位後必須經過七至十天的固定期，這段期間肩關節、腕關節、手指關節要保持活動，以免手臂肌肉萎縮無力。
2. 固定去除之後，要進行肘關節的活動，活動時以屈肘為主，以免產生關節僵硬或發生骨化性肌炎。
3. 熱敷與按摩：可幫助局部氣血循環，減輕腫脹與疼痛。可以用健側的手對受傷處進行按摩，按摩之前可以先行熱敷十至二十分鐘。

4. 必須禁止肘關節的粗暴被動活動，以免發生損傷性骨化。

肘關節復健

1. 可以先做無負重之肘關節屈伸動作，每天二次，每次十五分鐘（注意！手肘伸直時，大約一百五十度，避免讓肘關節完全伸直，甚至超過一百八十度）。
2. 等手肘關節腫脹、疼痛緩解，可以手掌握重物，例如啞鈴、裝水保特瓶，做同樣的動作（重量也要由輕再逐漸加重）。

（鍛鍊肘關節運動可參考「網球肘」單元）

長短腳（骶髂關節半脫位）

經常在門診因為幫患者做理筋推拿或整復治療時，會發現患者有長短腳，除了躺下後雙下肢量比、脊椎彎曲程度，也可從患者鞋子的磨損看出端倪。如果兩腳長短的差距在〇・三公分以上，就會導致身體出現體態異常，嚴重者可能會導致骨盆傾斜，造成脊椎側彎，尤其是久坐在辦公室的上班族，假設又有翹腳的習慣，不但會加重雙腳長度差異，還會導致下背痛、髖關節退化、髖關節滑囊炎、髂脛束肌腱炎、膝關節退化、足底筋膜炎等下肢慢性疼痛的疾病。

骶髂關節半脫位又稱骶髂關節錯縫，容易引起長短腳的症狀，是長短腳發生原因之一，大多因長期姿勢不良，肌肉失去平衡，如果軀幹發生突然扭轉的外力強加於骶髂關節，就會誘使關節半脫位。很多患者首次發作，是因為無意間做了扭腰，或是咳嗽、打噴嚏，彎腰取物或繫鞋帶等動作而誘發脫位。

好發族群

外傷、跌倒、車禍等外力損傷，婦女懷孕期，長期坐姿不良或久坐、翹腳、盤腿。

為什麼會發生骶髂關節半脫位

骶髂關節半脫位是指骶骨與髂骨的耳狀關節在外力的作用下，造成其周圍韌帶肌肉損傷和超出正常生理活動範圍，使耳狀關節面產生微小移動而不能自行復位的病症。

主要為暴力損傷所致，例如突然跌倒單側臀部著地或單側下肢的突然負重，或是跳躍、墜跌等。部分婦女在妊娠期和產後，因內分泌的作用，使得骶髂關節鬆弛，骶髂關節的活動範圍日漸加大直至分娩，通常在分娩後三至五個月體內鬆弛素濃度逐漸恢復正常，骶髂關節的活動度亦可恢復至原有狀態。

骶髂關節半脫位有什麼症狀

1. **疼痛**：患側骶髂關節周圍有較廣泛的壓痛，髂後上、下棘之間有明顯壓痛，站立及行走時疼痛加劇。

2. 步履艱難，腰部過伸及旋轉亦明顯受限。

3. 不能平臥，翻身困難，坐位時患側髖、膝關節多取半伸屈位，並用健側負重，患者常以健側臀部坐凳，但坐位彎腰時則因膕繩肌鬆弛而不甚疼痛。

4. 可能同時出現腰椎側彎，且凸向健側。

骶髂關節半脫位如何診斷

1. **蓋斯林（Gaenslen）氏試驗**：又稱為床邊試驗，若骶髂關節有問題，會產生疼痛（注意！做本試驗之前必須排除髖關節病變）。

2. **派崔克（Patrick）氏試驗**：即髖外展外旋試驗，或稱「4」字試驗，用於檢查骶髂關節與髖關節有無病變。若無法完成「4」字動作且髖部疼痛者，為髖關節病變。

3. **雙下肢量比檢查**：如兩側髂後上棘不等高，患側髂後上棘在健側髂後上棘水平線上者，即患肢較長者，為骶髂關節向前半脫位；患側髂後上棘在健側髂後上棘水平線下，即患肢較短者，為骶髂關節向後半脫位。

骶髂關節半脫位這樣治療

整復手法

骶髂關節扭傷或半脫位，治療方法皆以手法為主，即先在局部進行按揉、點按、滾、擦等手法以疏通經路，緩解痙攣，如有脫位則須另施以復位手法。

1. 骶髂關節扭傷手法治療

- 患者取俯臥位，醫者位於患側，分別先後由骶棘肌由上而下，從上背經腰、腰骶到骶髂關節處用滾及按揉法，最後在病變骶髂關節處重點施行按揉約三至五分鐘。
- 再點按大腸俞、關元俞、秩邊、環跳、八髎、委中等穴，同時配合下肢被動後伸活動。最後在患側骶髂關節施以擦法。

2. 骶髂關節脫位的手法治療

- 先依前法局部按揉及按壓俞穴，以放鬆腰骶部軟組織。
- 單人仰臥位徒手牽拉復位法：患者仰臥位，醫師立於患側（以右側為例），用右腋下夾住患者右足踝部上緣，右肘屈曲位，以前臂背側托患者小腿後面，左手搭於患肢膝關節的前側，右手搭於左手前臂中三分之一處，然後用力挾持患肢向下牽引一至二分鐘。

居家照護

1. **熱敷**：可利用熱毛巾或熱敷毯、紅外線燈做局部熱敷，有助於肌腱韌帶的修復，每日兩次，每次十五至二十分鐘，留意溫度不宜過高以免灼傷肌膚。

2. **適度休息**：在手法整復後，常需臥床休息二至三週，休息期間腰及下肢不宜作大幅度活動。

3. **維持正確姿勢**：骶髂關節半脫位常常來自於坐姿不良、習慣翹腳等因素，如果經醫師整復之後沒有隨時保持正確姿勢，很容易又重複發生脫位。

4. **適度運動**：骶髂關節屬於少動關節，正常時並不會發覺日常生活會活動到此處，一旦受傷之後就會發現行走、站、坐、臥都需要整個骨盆支撐身體，所以必須注意保養，以免一不注意就會再次脫位，在醫師許可之下，可以做一些腰臀部肌力訓練。採俯臥姿勢，嘗試將上半身與雙腳往上弓起，由腰部與骶髂部、臀肌、股三頭肌施力，角度不需過大，留意放下時輕放，雙腳與床面要有棉被或軟墊，一日十至三十次，以個人體力為度（參考〈急性腰扭傷〉之「蜻蜓點水」）。

傷骨

小兒牽拉肘（小兒橈骨頭半脫位）

如果在中醫骨傷科門診聽到幼兒哇哇大哭，大多是因為「牽拉肘」來求診。牽拉肘的醫學名稱是「小兒橈骨頭半脫位」，是五歲以下幼兒最常發生的肘部損傷，尤其以一至三歲正在學走路的孩子發生率最高，這種年紀的孩子多半無法把話說得很清楚，所以家長的敘述就很重要了，越能詳細說明，越能幫助醫師做準確的判斷。

幼兒的肘關節尚未發育完全，在學步期，經常由家長牽著手走路，如果這時候突然跌倒，正好手腕被大人牽著，大人一緊張一拉扯很容易造成橈骨頭半脫位；臨床也常見到小孩將父母的手當作支撐，將雙腳懸空盪鞦韆，也見過父母幫孩子穿衣服時直接抓手穿過袖子時硬拉，這些都可能造成幼兒橈骨半脫位。半脫位通常從外觀不易察覺，幼兒又不能清楚表達，往往容易忽略問題而延誤治療。

好發族群

本病多發生在四至六歲以下兒童，尤其是學步期間的幼童。

為什麼會發生小兒橈骨頭半脫位

根據人體生理結構，橈骨骨端的骨骺大約在五至七歲左右才開始出現，在橈骨頭尚未發育完全時，橈骨頭與橈骨頸的橫徑幾乎相等，橈骨頭完全位於肘關節囊內，周圍無任何韌帶和肌腱附著，但被一條起於尺骨後緣的一條環形韌帶（橈骨環狀韌帶）所圍繞，此韌帶由堅韌的強力纖維構成，內面襯以一薄層軟骨。環狀韌帶不足以緊密包裹橈骨頭，二者間並有潛在的間隙，當肘關節過於內收位，該韌帶可因橈側副韌帶的過度牽張而發生被動運動，加上關節囊鬆弛，所以在外力的作用下非常容易發生半脫位。

通常小兒橈骨頭半脫位發生在幼兒手臂伸直時且被人牽拉，此時橈骨小頭部相應被拉出，向下滑出於環狀韌帶，或被嵌於環狀韌帶皺摺中，不能回復原位，即形成半脫位。

小兒橈骨頭半脫位有什麼症狀

1. 幼兒哭鬧，拒絕大人碰觸患肢，不能舉手，拒絕拿、取食物及玩具，。

2. 患側聳肩，肘關節不能自由活動且呈半屈曲。
3. 前臂不能抬舉，呈旋前位，旋後困難。
4. 局部無明顯腫脹，外形正常，但橈骨小頭處有壓痛（X光片檢查不易顯出）。

小兒橈骨頭半脫位這樣診斷

1. 經大人牽拉手腕後引起。
2. 患肢前臂不能自行抬舉或屈曲，旋前、旋後則疼痛，在手肘橈骨頭處，按之有明顯壓痛。

小兒橈骨頭半脫位如何治療

整復手法

小兒橈骨頭半脫位時，復位手法較簡單，不需任何麻醉。幼兒筋骨嬌嫩，故作對抗牽拉時，稍加用力即可，切忌用力過猛、過大。

1. 家長坐好抱患兒在懷中，醫者面對患兒坐好。
2. 以患側右側為例，醫者右手掌握住患兒右手腕部，拇指在手背部，醫者的左手四指握在患肘之外側，拇指握在肘窩內側之二頭肌腱部位。

3. **迴旋牽引法**：醫者雙手握住腕與肘後，先逆時針，由小範圍輕輕柔軟旋轉再拮抗牽拉，慢慢加大旋轉範圍，若聞關節響聲即已入臼。

4. 為確認已入臼，醫者可助患兒做屈肘於前胸，再屈腕向前，類似所謂「蛇形刁手」之動作，若可做此動作表示關節已復位。

有時疑似牽拉肘，但整復時聽不到關節復位響聲，可能是脫臼早已自行復位，但仍疼痛發炎，致使患兒不願抬手，需要有經驗的醫師加以確診。

藥物治療

外敷中藥膏，可用如意金黃散加酒、蜜調黏稠狀，敷塗棉布上，再貼於患部，每四小時更換一塊。

居家照護

1. 復位後疼痛立即消失，關節即活動自如，但要避免近期再牽拉，至八至九歲後則很少再有發生脫位者。

2. 外用藥物以膠布敷貼。幼兒肢體細小不可用繃緊纏繞，以免妨礙血液循環，而引起手掌水腫，小兒不懂得自我約束活動，可以在肘部穿上較厚的衣物避免撞擊。視需要可考慮使用手臂吊帶。

3. 叮囑家長做好居家照護，以免造成半脫位反覆發生。例如牽扶小兒時，應避免單獨從小兒手臂上施力，必須用雙手從小兒腋下；如果必須抓住小兒手臂時，應該先抓穩之後慢慢施力，避免瞬間施力過大；為幼兒穿衣或脫衣，應避免過度用力拉扯。

髖關節脫位

髖關節脫位是指股骨頭與髖臼所構成的關節發生分離、移位的損傷，古代稱為「胯骨出」（胯骨即髖骨）、「機樞錯努」、「大腿根出臼」。

髖關節是典型的杵臼關節，由股骨頭與髖臼構成，髖臼周緣附有關節盂緣軟骨，以加深關節窩，可容納股骨頭的三分之二，且有堅強的關節囊和與股骨頭相連的圓韌帶，這構成了髖關節的穩定性。

由於髖關節本身結構穩固，必須要有強大的外力才能造成脫位。因此患者多由於工作負重、運動傷害、車禍、跌倒等因素造成。

為什麼會發生髖關節脫位

髖關節脫位大多由於車禍、坍方、墜樓、運動傷害等強大外力造成。髖關節脫位通常同時會造成周圍軟組織損傷，一般分為前、中心、後脫位三種類型。脫位後股骨頭位於Nelaton線（髂骨前上棘與坐骨結節連線）之前者為前脫位。脫位於該線之後者為後脫位。股骨頭被擠向中線，衝破髖臼而進入骨盆者為中心脫位。

後脫位最常見，主要是由於髖關節在屈曲、內收，受到來自股骨長軸方向的應力，造成韌帶撕裂傷，股骨頭向後突破關節囊而造成後脫位。常見於車禍時，前座旅客、駕駛由於坐姿無法移動，受到撞擊後股骨頭向後受力脫出髖臼。

中心脫位較少見，暴力作用於大粗隆，股骨頭受力往髖臼底部造成髖臼底部骨折，股骨頭連同髖臼骨骨折處向盆腔內移。

前脫位成因於髖關節外展，股骨大粗隆與髖臼上緣相頂撞，以此為支點繼續外展，股骨頭突破關節囊前下方脫臼。

髖關節脫位有什麼症狀

患者會有明確的外傷史，例如跌倒、車禍、運動中推擠撞擊，通常會出現髖關節疼痛、腫脹，關節畸形，活動障礙、不敢踩地，長短腳（外觀上患肢變短），有時會併發骨折、神經血管損傷，或是坐骨神經損傷，出現膝蓋、腿部痠麻。

由於髖關節位在臀部有較多的肌肉脂肪包覆，從外觀上有時難以確定損傷的程度需要醫師觸診得知。

後脫位者，患肢呈現屈曲、內收、內旋、短縮畸形，活動不能自如，尤其是外展、外旋動作會發生彈性固定，患側膝關節輕度屈曲，置於健側膝蓋上方。

中心脫位者，患肢短縮，股骨頭內移，若扣擊股骨頭會疼痛。

前脫位者，患肢會呈現外展、外旋（與後脫位相反）及輕度屈曲，活動不能自如，尤其是內收、內旋動作會發生彈性固定。

髖關節脫位如何診斷

髖關節脫位均有明顯外傷史，傷後髖部疼痛、腫脹、活動功能障礙，不能站立行走。不同類型的脫位具有不同的體徵：

後脫位的體徵

1. 患肢呈屈曲、內收、內旋畸形，患側膝關節亦輕度屈曲，常置於健側膝上部。
2. 患側臀部膨突，股骨大轉子上移突出，在髂前上棘與坐骨結節聯線後上方可觸及股骨頭，黏膝徵陽性：傷側膝部靠在對側大腿上。
3. 黏膝徵是鑑別診斷髖關節前、後脫位的檢查法。

4. X光片檢查可見股骨頭向後上方移位。

中心性脫位的體徵

1. 患肢縮短大轉子內移（若股骨頭移位不多者，則不明顯）。
2. 若髖臼骨折形成血腫，患側下腹部有壓痛，肛門指檢常在患側有觸痛和觸到包塊。
3. X光片可顯示髖臼骨折與突入盆腔的股骨頭。

前脫位的體徵

1. 患肢呈外展、外旋及輕度屈曲畸形。患肢外形較健側增長。
2. 黏膝徵陰性，傷側膝部不能靠在對側大腿上。
3. X光片檢查可見股骨頭向前下方移位。

髖關節脫位如何治療

整復手法

髖關節脫位的整復手法以迴旋法當中的「畫問號復位法」最為簡單有效，若患者體格較壯者，需要一位助手幫忙按壓患者雙側髂前，運用「屈髖拔伸法」治療。若是髖關節陳舊性脫位，由於髖臼內充滿纖維瘢痕，周圍軟組織攣縮，需要先行熱敷、牽引，按摩肌肉使其鬆解，再根據脫臼情況，決定復位方法。

1. 迴旋法

此法患者仰臥，助手以雙手按壓雙側髂嵴固定骨盆，醫師立於患側，一手握住患肢踝部，另一手以肘窩提托其膕窩部，在向上提拉的基礎上，將大腿內收、內旋，髖關節極度屈曲，使膝部貼近腹壁，然後將患肢外展、外旋、伸直。

在此過程中，其關節有響聲者，復位即告成功，因此法的屈曲、外展、外旋、伸直是一連續動作，形狀恰似一個「問號（？）」，或「反問號（？）」，所以又稱「畫問號復位法」。

2. 屈髖拔伸法

患者仰臥，助手用兩手按壓髂嵴固定骨盆。醫者面向患者，騎跨於屈髖屈膝各九十度的患肢上，用雙前臂、肘窩部扣在患肢膕窩部，逐漸拔伸，使股骨頭接近關節囊破裂口，在向上牽拉的同時，略將傷肢旋轉，促使股骨頭滑入髖臼，感到入臼聲後，再將傷肢伸直。

【固定】經X光片檢查證實骨折片復位良好者，在髖部外側用外展夾板固定，並配合持續皮牽引，固定時間應延長至六週左右。

手術療法

如果無法以手法復位或兼有骨折者，需由醫師判斷是否需要手術治療。

居家照護

1. **日常坐姿調整**：髖關節脫位治療後患者平日需要改變坐姿習慣，不可翹腳。若經常要打坐盤腿者，需要額外訓練髖關節部位肌肉韌帶。
2. **熱敷**：在髖關節附近的肌肉上尋找有硬塊或筋腫處進行熱敷，有助於局部循環促進恢復，可用熱毛巾、熱敷毯、紅外線燈等，每日一至二次，每次十五至二十分鐘。
3. **按摩**：按摩局部可以幫助血液循環，使肌肉放鬆，可在髖關節附近的肌肉上尋找有硬塊或筋腫的地方，以掌根部位推揉患處。

髖部鍛鍊運動

扭腰擺臀

1. 腰部自左向前、右、後做圓周迴旋動作。
2. 反方向再做一次，重複十至二十次，每天做三至五次。

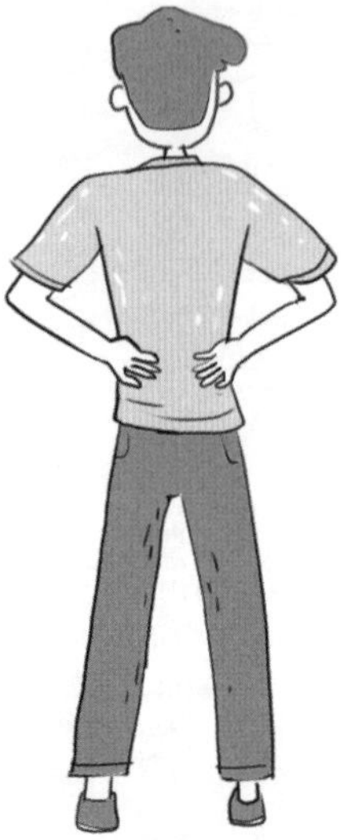

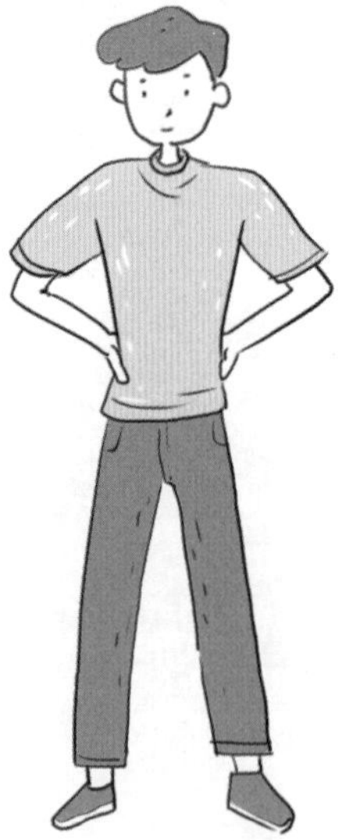

搖頭擺尾

1. 兩腿張開比肩寬，大腿屈膝蹲平，雙手按於膝上。
2. 上半身向左側傾，臉看向右方。
3. 還原後換向右傾，重複十至二十次，每天做三至五次。

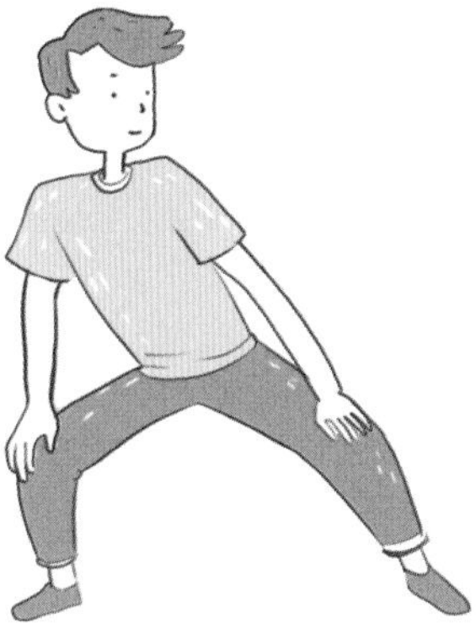

左右屈膝

1. 雙腳打開比肩稍寬，雙手叉腰。
2. 腰部向右下方沉，右腿屈膝下彎，左腿伸直，維持三至五秒。
3. 還原後換邊。重複做十五至三十次，每天做三至五次。

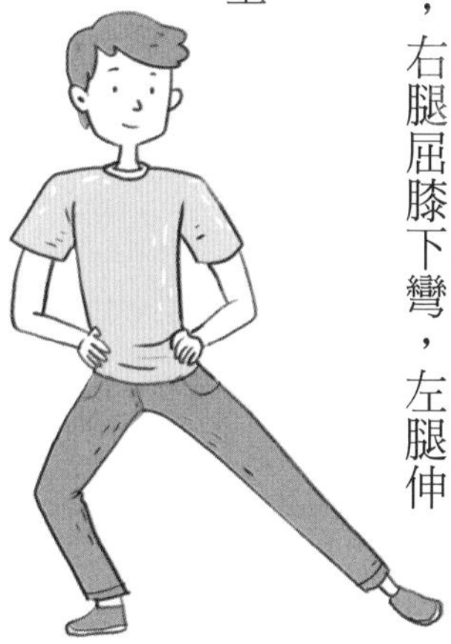

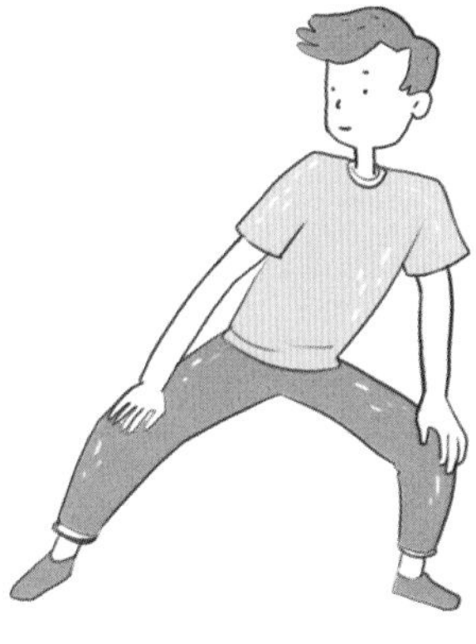

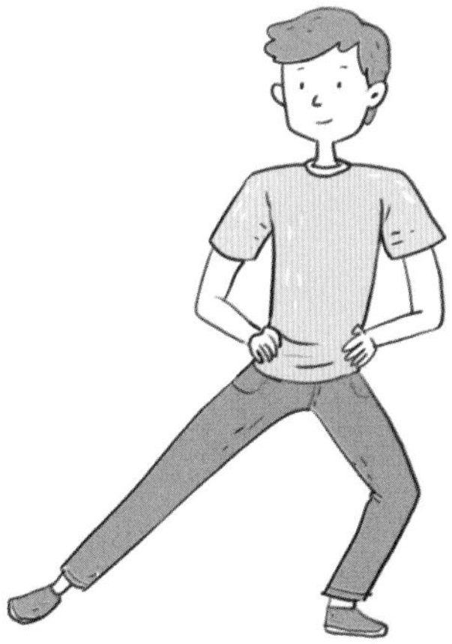

強筋健骨的食療法

Part 3

藥膳篇

中國人向來重視「食補」，「藥食同源」的觀念深根在民眾心中。「藥膳」，顧名思義就是將中藥材與具有藥用價值的食物互相搭配，使得膳食也具有預防疾病及改善健康、延年益壽的作用。

一般來說，藥膳大多選用藥食二用之食材，或是以食物與藥物配伍而成，所以藥膳方必須要在中醫學基礎上做搭配，而不僅僅是食物與藥物的簡單加合，因此在選擇藥膳食療必須對證、對體質，所以食用前最好詢問專業中醫師、藥師、營養師。此外，要提醒讀者，如果正處於肌腱或筋骨扭傷、骨折、發炎發作期，應避免吃補，以免造成慢性發炎的情形。

顧腰參耆牛尾湯

【藥材】

黨參25 g，黃耆60 g，當歸、枸杞各20 g，紅棗30 g。

【食材】

牛尾一副，牛肉240 g，牛筋60 g，鹽少許。

【作法】

1. 牛筋洗淨，用清水浸泡三十分鐘，再煮十五分鐘左右。
2. 牛肉洗淨，切塊；牛尾剁成寸段，洗淨備用。
3. 將所有的藥材以藥布袋裝袋，與食材一起放入鍋中，加適量的水，大約蓋過所有的材料，先用大火煮沸後，轉小火續煮二小時，調味即完成。

【藥膳功效】

牛尾具有強壯腰膝的功效，是優良的滋補食材，這道藥膳是從根本上調理元氣，具有強壯腰膝，補氣固精之作用，可以提升體力、增強身體免疫力，對於男性陽萎、早洩等性功能障礙，或腰膝痠軟等症狀，也有很好的療效。

鹿茸枸杞蒸大蝦

【藥材】

鹿茸片、枸杞子各10 g。

【食材】

大蝦500 g，米酒50毫升。

【作法】

1. 大蝦剪去鬚腳，蝦背劃開，挑去泥腸，以清水沖洗乾淨，瀝乾備用。
2. 鹿茸片與枸杞子一起用米酒泡二十分鐘。
3. 將備好的大蝦放入盤中，置入鹿茸片、枸杞子，並淋上米酒。
4. 將盤子放入滾水鍋中，隔水蒸六至八分鐘即成。

【藥膳功效】

鹿茸可溫腎壯陽、強筋補腎、生精益血，常用於改善性功能，可治療男性陽萎、女性虛寒白帶、久不受孕等病症；枸杞子補肝腎，常用於肝腎不足，腰痠遺精。這二味藥材以酒浸泡與補腎壯陽的大蝦同食，可充分發揮其補腎益陽的效果，能改善遺精、陽萎、腰膝痠軟、虛寒怕冷的症狀。

助陽蓯蓉羊肉湯

【藥材】

肉蓯蓉、熟地黃、菟絲子、山茱萸各20g。

【食材】

鮮羊肉250g，蔥、薑、鹽各少許。

【作法】

1. 菟絲子用藥布袋裝好，與熟地黃、肉蓯蓉、山茱萸加水煮約三十分鐘，去渣留汁。
2. 鮮羊肉洗淨切片，入鍋炒熟。
3. 加入藥汁燜煮十五分鐘，再加蔥、薑、鹽略煮即可。

【藥膳功效】

肉蓯蓉能補腎陽，益精血，暖腰膝。適用於腎陽不足導致的腰膝痠軟，筋骨無力。搭配熟地黃、菟絲子、山萸肉等藥材，以及可以補虛益氣、溫中暖下的羊肉，這道藥膳能夠溫腎助陽，適合腰膝痠軟、久病體虛、畏寒怕冷的人食用。

當歸生薑羊肉湯

【藥材】

全當歸20g。

【食材】

羊肉500g，生薑、米酒、鹽各適量。

【作法】

1. 羊肉放入滾水中汆燙，撈起，沖淨。
2. 生薑洗淨，以刀背拍裂、切段。
3. 將羊肉、生薑、當歸一起盛鍋，加水蓋過材料，煮滾之後轉小火續燉煮四十分鐘，或用壓力鍋煮二十分鐘。
4. 起鍋前加鹽、米酒調味，即可食用。

【藥膳功效】

這道藥膳出自《金匱要略》，是一道著名補益湯品，當歸有活血補血的作用，用於血虛、血滯而兼有寒凝，以及跌打損傷，風濕痹阻的疼痛證效果極佳。生薑辛溫，溫中散寒，發汗解表還可以去腥，這兩種藥材搭配羊肉，能夠溫中養血，袪寒止痛，可以增強體力，提高身體抵抗疲勞能力，尤其適合虛寒怕冷、風濕痹痛的人食用。

千斤壯骨湯

【藥材】

一條根90g、山藥120g，台灣金線蓮、桑椹、牡丹皮各60g。

【食材】

排骨300g、鹽少許。

【作法】

1. 排骨肉洗淨切塊，以沸水汆燙。
2. 將藥材以藥物袋裝袋與食材放入鍋中，加適量水，隔水燉至排骨熟爛即可。

【藥膳功效】

一條根是藥用植物千金拔的根，有祛風濕、活血脈、強筋骨的功用；台灣金線蓮可涼血平肝、清熱解毒；桑椹能補五臟、利關節、和經脈、通血氣、祛風除濕、聰明耳目；牡丹皮有涼血和血、清熱消瘀的功用；山藥則有健脾胃、補益腎氣、滋養強壯功用。這道藥膳可用於益氣和營、溫補腎陽、通絡止痛。

戟天黑豆燉雞湯

【藥材】

炒杜仲15 g、巴戟天、枸杞子各10 g，紅棗5枚。

【食材】

烏骨雞腿一隻，黑豆100 g，米酒、鹽少許。

【作法】

1. 雞腿洗淨剁塊，以沸水汆燙，撈起瀝乾備用。
2. 黑豆洗淨，與全部藥材、食材一起置入鍋中，加1500毫升水，大火煮沸轉小火續煮三十分鐘。
3. 起鍋前前加鹽、米酒調味，即可食用。

【藥膳功效】

杜仲、巴戟天、枸杞均能補肝腎、強筋骨，對於肝腎不足的筋骨痿軟、腰膝疼痛、風濕久痹、骨質疏鬆、步履艱難，這道藥膳既可補陽益精而強筋骨，對於腎陽虛導致小便頻、失禁者也很有幫助，還能調理性機能及延緩衰老。

黃耆龜鹿排骨湯

【藥材】

黃耆、龜鹿二仙膠各15g，當歸、肉蓯蓉、枸杞子各10g，紅棗5枚。

【食材】

豬脊髓骨500g，豬小排300g，米酒、鹽少許。

【作法】

1. 將豬脊髓骨、豬小排放入沸水中汆燙，撈起洗淨瀝乾。
2. 將所有藥材、食材放入鍋中，加，加1500毫升水，大火煮沸轉小火續煮三十分鐘。
3. 起鍋前加鹽、米酒調味，即可食用。

【藥膳功效】

當歸、黃耆能補氣養血；肉蓯蓉、龜鹿二仙膠能滋腎陰補腎陽、強壯筋骨。搭配俗稱「龍骨」的豬脊髓骨，能夠添精益髓、幫助骨骼強健。這道藥膳適合中老年人預防骨質疏鬆、關節退化，能夠改善腰膝痠軟、雙腿無力問題。

〔備註〕如果老年人咀嚼不便，豬小排可改成烏骨雞腿或栗子或核桃。

續斷阿膠燉牛腩

【藥材】

淮山30 g，阿膠20 g，巴戟天10 g，續斷、紅棗肉各8 g。

【食材】

牛腩200 g，胡蘿蔔一條，薑25 g克，鹽二分之一小匙，米酒二大匙。

【作法】

1. 紅蘿蔔洗淨，去皮，切塊，放入沸水中汆燙，撈出瀝乾。薑去皮，切片。藥材（阿膠除外）以藥布袋裝袋。
2. 牛腩洗淨，切塊，放入沸水中汆燙去血水，撈出瀝乾。
3. 將所有食材與阿膠、藥材包及1500毫升水置入鍋中，以大火煮沸後轉小火燉煮至牛腩軟爛即可加入米酒、鹽調味。

【藥膳功效】

阿膠性味甘、平，有滋陰補血、安胎的功效，阿膠富含氨基酸、鈣等，能改善血鈣平衡，促進紅血球的生成；巴戟天具有補腎助陽，強筋健骨的作用；續斷因能「續折接骨」而得名，能補肝腎、強筋骨、調血脈、續折傷。這道藥膳具有補益肝腎、強筋骨、補氣血的作用，適合經常覺得腰膝痠軟、筋骨痠痛者食用。

杜仲牛膝豬蹄湯

【藥材】

杜仲30 g、牛膝15 g。

【食材】

豬脊骨一斤，豬蹄一隻、鹽少許。

【作法】

1. 將豬脊髓骨、豬小排放入沸水中氽燙，撈起洗淨瀝乾。
2. 將所有藥材、食材放入鍋中，加1500毫升水，大火煮沸轉小火續燉煮一至二小時至豬蹄軟爛，最後再以鹽調味即可。

【藥膳功效】

杜仲性溫味甘，能補肝腎、強筋骨、抗疲勞、增加身體免疫功能，主治腎虛腰痛、陽痿早洩、胎動不安等；牛膝性平味苦酸，有活血祛瘀、補肝腎、強筋骨、利尿通淋、引血下行作用；

豬脊髓骨含有大量鈣、磷等礦物質，可活筋健骨；豬蹄能補益氣血、滋補陰液。這道藥膳可強壯筋骨，適合腰膝痠軟、筋骨不利者食用。

菟絲蓯蓉羊脊湯

【藥材】

肉蓯蓉30 g、菟絲子24 g。

【食材】

羊脊骨（連尾）一條，米酒、鹽適量。

【作法】

1. 將菟絲子酒浸一夜，曬乾，搗末；肉蓯蓉酒浸一夜；羊脊骨洗淨、切細塊。
2. 把肉蓯蓉、羊脊骨放入鍋內，加水適量，大火煮沸後轉小火燉煮三十至六十分鐘，調入菟絲子末。
3. 起鍋前將浸菟絲子、肉蓯蓉之米酒與一起加入調味即可。

【藥膳功效】

菟絲子能補腎陽腎陰，常用於肝腎不足的腎虛腰痛、陽萎、遺精、尿頻等證；肉蓯蓉能補腎陽、益精血、暖腰膝。以上二味藥以酒浸泡能增強藥效，搭配羊脊骨，適合虛寒型腰肌勞損及脊椎受傷之腰痠骨痛、仰俯不利、不能久坐者食用。

藥茶篇

「藥茶」即為中藥代茶飲，是中醫特有的治療方法之一，顧名思義就是指用中藥材代茶沖泡、煎煮，然後像喝茶一樣飲用，能夠防病治病，緩衰抗老，延年益壽，還可以作為常見病的簡易療法，或是急性病的輔助治療。

一般來說，藥茶藥味少、劑量輕，作用較為緩和，所以必須長期飲用才能見到療效。既然是以中藥為主，當然也要秉持中醫學的理論，使用前要先諮詢專業中醫師，依照病情與體質選擇藥茶，切勿盲目亂飲。

牛膝肉桂茶

【藥材】

土牛膝、火炭母草各12g，肉桂5g，蜂蜜適量。

【作法】

1. 將土牛膝、火炭母草以水稍微沖洗除去灰塵，放入鍋中，加入1500毫升水。
2. 以大火煮沸後轉小火煮三十分鐘。
3. 去藥渣留汁，加入肉桂後加蓋燜十分鐘，可加入蜂蜜調味飲用。

【藥茶功效】

土牛膝能祛風通絡、散瘀止痛，常用於風濕痹痛、跌打腫痛、腰痠背痛等症；火炭母草能活血舒筋，是治療扭傷、跌打損傷、腰痠背痛常用藥；肉桂辛、甘，熱，具有補火助陽、散寒止痛、溫經通脈功效。這道藥茶具有行氣活血的效果，有助肌肉緊繃、腰痠背痛者飲用。

杜仲枸杞茶

【藥材】

炒杜仲、枸杞子各30 g，川七、山葡萄各20 g。

【作法】

1. 全部材料以藥布袋裝袋，置入鍋中，加2000毫升水。

2. 以大火煮沸轉小火煮三十分鐘，取出藥布袋即可飲用。

【藥茶功效】

杜仲能補肝腎、強筋骨，常用於肝腎不足的腰膝痠軟；川七就是三七，是中醫傷科常用藥，能夠活血化瘀、散瘀止痛；山葡萄能舒筋活絡、散瘀；枸杞子也具有補肝腎的作用，搭配其他藥材能夠強化筋骨，改善腰痠背痛問題。

川七葛根茶

【藥材】

川七20 g，葛根15 g，獨活、白芍各10 g，紅花3 g。

【作法】

1. 將所有藥材以藥布袋裝袋，以沸水五百毫升沖泡，加蓋燜十五至二十分鐘即可飲用。
2. 可回沖，第二次加水300毫升即可。

【藥茶功效】

川七能夠活血化瘀、散瘀止痛；葛根具有鎮靜及放鬆肌肉功效，可緩解肌肉痠痛症狀；獨活能祛風濕、止痹痛，尤其適用於腰膝腿足關節的風濕疼痛；白芍能養血調經、平肝止痛。以上藥材搭配能夠活血通經、祛瘀止痛的紅花，這道藥茶對於風濕關節疼痛的緩解效果佳，還能改善肩背肌肉疼痛問題。

獨活桑枝茶

【藥材】

獨活、桑枝、羌活各20g，枸杞30g。

【作法】

1. 將上述藥材以藥布袋裝袋，置入鍋中，加入1500毫升水。
2. 以大火煮沸後轉小火煮四十分鐘，取出藥布袋即可飲用。

【藥茶功效】

桑枝能祛風濕、通經絡、利關節；羌活散寒祛風，勝濕止痛，這二味藥作用部位偏上，所以這道藥茶非常適合五十肩、肩頸僵硬痠痛、手臂肌肉痠痛的人飲用。

防風獨活茶

【藥材】

防風、獨活、防己各10g，枸杞子20g，紅花5g。

【作法】

1. 將所有藥材（紅花除外）以藥布袋裝袋，置入鍋中，加入1000毫升水。
2. 以大火煮沸後轉小火煮三十分鐘，取出藥布袋，將紅花加入藥汁，加蓋燜十分鐘即可飲用。

【藥茶功效】

防風能發表散風、勝濕止痛，常用於風濕痹痛者；防己能祛風濕，止痛，具有祛風散寒、勝濕止痛功效。這二味藥均適用於風寒濕痹、肢節疼痛、筋脈攣急者，所以退化性關節炎、風濕炎者非常適合飲用這道藥茶。

菘蓉丹參茶

【藥材】

肉蓯蓉30 g，丹參、杜仲各20 g。

【作法】

1. 將上述藥材以藥布袋裝袋，置入鍋中，加入2000毫升水。
2. 以大火煮沸後轉小火煮四十分鐘，取出藥布袋即可飲用。

【藥茶功效】

肉蓯蓉具有補腎陽、益精血功效，常用於腎陽不足，精血虧虛的腰膝痠軟，筋骨無力；杜仲能補肝腎、強筋骨，常用於肝腎不足的腰膝痠軟，丹參為活血化瘀之要藥，廣泛用於各種瘀血證。這道藥茶能夠幫助骨質密度增強，適合用於骨質疏鬆的患者。

蓯蓉龜鹿茶

【藥材】

肉蓯蓉20 g，龜鹿二仙膠10 g。

【作法】

1. 將肉蓯蓉以藥布袋裝袋，置入鍋中，加入800毫升水。

2. 大火煮沸後轉小火煮十五分鐘，取出藥布袋，留藥汁。

3. 將龜鹿二仙膠膠塊放入瓷碗中，以肉蓯蓉藥汁沖泡，待膠溶化，調勻後即可飲用。

【藥茶功效】

龜鹿二仙膠由鹿角、龜板、枸杞、人參四味藥高溫熬膏而成，為補益之劑，兼顧氣、血、陰、陽之調節，長期服用可防止骨質疏鬆。搭配具有補肝腎、益精血作用的肉蓯蓉，能補腎助陽、強健筋骨，適合用於骨質疏鬆之預防。

川七元胡茶

【藥材】

川七30 g，元胡（延胡索）、川芎、牛膝各10 g，紅花5 g。

【作法】

1. 將所有藥材（紅花除外）以藥布袋裝袋，置入鍋中，加入800毫升水。

2. 大火煮沸後轉小火煮二十分鐘，取出藥布袋，留藥汁。

3. 將紅花加入藥汁，加蓋燜十分鐘即可飲用。

【藥茶功效】

元胡即延胡索，具有活血、行氣、止痛，能行血中氣滯，氣中血滯，主要用於氣血瘀滯諸痛證；川七則能夠活血化瘀、散瘀止痛。這道藥茶適用於跌打損傷、跌撲、碰傷，出現腫脹瘀青者飲用，同時也能緩解關節疼痛。

天麻葛根茶

【藥材】

天麻、川芎各15 g，葛根、白芷各10 g。

【作法】

1. 將所有藥材以藥布袋裝袋，以500毫升沸水沖泡，加蓋燜十五至二十分鐘。
2. 取出藥布袋即可飲用。

【藥茶功效】

天麻具有祛外風、通經絡的作用，常用於肢麻痙攣抽搐、風濕痹痛，臨床上常與川芎同用，如天麻丸，可用治風中經絡手足不遂、肢體麻木、痙攣抽搐等症。葛根具有鎮靜及放鬆肌肉功效，可緩解肌肉痠痛症狀；白芷能解表散風、通竅、止痛。這道藥茶適合上班族、3C族，經常使用電腦，容易肩頸僵硬、頭暈、頭痛者飲用。

五當牛膝茶

【藥材】

五加皮10 g，當歸、牛膝各5 g。

【作法】

1. 將所有藥材以藥布袋裝袋，以500毫升沸水沖泡，加蓋燜十五至二十分鐘。
2. 取出藥布袋即可飲用。

【藥茶功效】

五加皮能祛風濕、強筋骨，常用於風濕痹痛、四肢拘攣，及肝腎不足引起腰膝痠軟；當歸能補血、活血；牛膝則能活血通經、補肝腎、強筋骨。這道藥茶能祛風除濕，活血祛瘀，適合膝關節退化發炎、風濕性關節炎及四肢痹痛者飲用。

中醫傷科藥物療法

Part 4

中醫治療損傷的特點是局部與整體兼顧，手法與藥物並重。運用手法調理局部的筋骨損傷，並且辨證用藥，增強人體的抗病能力，促進局部功能的恢復。損傷治法頗多，就藥物而言，可分為內治法和外治法兩種。有的損傷，採用內外兼治，可達內外夾攻，縮短療程，提高療效，早日康復的目的。內治與外治的區別，並非藥物的差異，而是方法的不同。

一、三期辨證內治法

常用的內治法，有理血祛瘀、開竅通關、調和氣血、補養複元和溫經通絡等五種治法。但根據歷代多數典籍記載，傷科內服藥的用藥原則主要是分為初期的「攻」、中期的「和」、後期的「補」三期論治。

傷科診治，總離不開氣血二字。「攻」即活血化瘀，疏通經絡；「和」即和營止痛，養血舒筋；「補」即補氣養血，壯筋健骨。但氣行則血行，氣滯則血凝，血瘀則氣不利。故活血須行氣，補血要補氣，亦即治療傷科病症全程都必須同時兼顧氣血運行。

㈠傷科初期（損傷後1至2週）用攻法

攻法用於瘀血阻滯。瘀滯局部，則腫脹疼痛，功能障礙，或有瘀斑；瘀滯胸腹，則胸腹脹滿，大便乾燥小便赤濁；瘀泛肌膚，則全身燥熱。攻法可分為攻下逐瘀法、行氣消瘀法與清熱涼血法。

1. 攻下逐瘀法

跌打損傷必致血脈受傷，惡血留滯，壅塞於經脈。瘀血不去則新血不生，且所生之新血也不能安行流暢，必致妄行而致變症多端。所以損傷後的瘀血停積，必須逐瘀、退熱、止痛與通大便。

臨床常用方劑：桃核承氣湯《傷寒論》、雞鳴散《傷科補要》、復元活血湯《醫學發明》。

2 行氣消瘀法

又稱行氣活血法。凡損傷氣血所形成的積聚凝滯，一般損傷或宿傷瘀血內結，或有某種禁忌而不能猛攻急下的病症，均可採用本法使局部損傷部位漸消緩散，而達到治療的目的。

臨床常用方劑：理氣止痛為主——柴胡疏肝散《景岳全書》、順氣活血湯《傷科大成》。行氣活血並重——膈下逐瘀湯《醫林改錯》、血府逐瘀湯《醫林改錯》。

3. 清熱涼血法

損傷之後，瘀血化熱則用清熱涼血法。本法適用於跌打損傷而引起的錯經妄行，槍傷火毒內攻而壅聚成熱等症。但應注意性味寒涼的藥物不可過用，以免血寒，寒則氣血凝滯而不行。因此治療少量出血的疾病時，常與活血和營的藥物同時使用。若發現病患損傷部位出血太多時，則又須輔以補氣攝血之品，以防氣隨血脫。

臨床常用的方劑：清心藥《證治準繩》、五味消毒飲《醫宗金鑒》、仙方活命飲《外科發揮》、化斑湯《溫熱條辨》。

臨床常見兼症加減法：

1. 出現嚴重疼痛者，加重理氣藥：如延胡索、川楝子、木香、沉香、烏藥、茴香等。
2. 出現腫脹嚴重者，加重活血藥：如蒲黃、五靈脂、三稜、莪朮、海桐皮、劉寄奴等。
3. 瘀結化熱便祕者，加化瘀通結藥：如大黃、芒硝、枳實、桃仁、瓜蔞仁等。
4. 熱毒盛者，加涼血解毒藥：如生地、丹皮、赤芍、蒲公英、黃連、黃芩等。

4. 開竅活血法

本法是以開竅與活血藥物為主，組成具有開竅活血作用，治療瘀血攻心，神昏竅閉證。損傷早期的昏厥主要是氣閉昏厥或瘀血攻心兩類。氣閉昏厥，多因突然墜墮，氣機逆亂，而致猝然昏倒；瘀血攻心，多由頭部或其他部位的嚴重損傷，傷後瘀血不化，上攻神明，導致心神失常，昏憒不省人事。

臨床常用方劑：氣閉昏厥：用活血化瘀，開竅醒神，並以蘇氣為主，方用蘇氣湯《傷科匯纂》、天麻鉤藤飲《雜病證治新義》；瘀血攻心治以活血化瘀，開竅醒神，並以逐瘀為主，方用奪命丹《傷科補要》、安宮牛黃丸《溫病條辨》。

㈡ 損傷中期（損傷後3至6週）用和法

和法是協調臟腑，疏通經絡，使氣血和順而消除諸症。經過前期的各種治法後，病患的病情與症狀減輕，即可改用中期的各種治法。和法用於兩個方面：一是初期雖已瘀去氣通，仍留有後遺症者，如瘀腫、脹痛等；二是輕傷體壯者，氣血不順，臟腑損傷者用之。此階段治療原則主要是依據八法中的「和」法為基礎，結合行氣活血與接骨續筋等療法。和法可分為和營止痛法、接骨續筋法與舒筋活絡法。

1. 和營止痛法

多在急性損傷後，已用過攻下等法治療，但血凝、氣滯與腫痛症狀尚未消除，如續用攻下之法又恐過傷正氣，即可採用本法治療。

臨床常用方劑：活絡效靈丹《醫學衷中參西錄》、七厘散《良方集腋》。

2. 接骨續筋法

多用於骨折或脫位損傷之骨位已完成矯正，或傷筋已經手法理順，且局部損傷部位之瘀腫已減輕，或在骨折筋斷之復原中期階段，治療以去瘀、活血、接骨、續筋為主。先跟據前項和營止痛的治則，再佐以活血與接骨續筋之藥。

臨床常用方劑：正骨紫金丹《醫宗金鑒》、八厘散《醫宗金鑒》。

3. 舒筋活絡法

多用於損傷部位之腫痛已經穩定，局部仍瘀血凝滯、筋膜黏連的傷筋復原中期階段，或受傷之處筋絡發生攣縮、強直、關節屈伸不利等症，或兼患有風濕等症。依據前項和營止痛治則，加入活血與祛風通絡藥組成，並佐以理氣藥，宣通氣血，消除瘀血凝滯。

臨床常用方劑：祛瘀通絡選用身痛逐瘀湯《醫林改錯》；溫經通絡選用獨活寄生湯《千金方》。

㈢ 損傷後期（傷後7週以後）用補法

補法是用滋脾養血、健腎壯骨之法，以促進骨質癒合和功能恢復。脾為後天之本，氣血生化之源，脾胃健旺則氣血充沛，能養筋壯骨。中醫認為腎主骨生髓，腎氣旺盛，髓生骨長，故用益脾健腎之法，益脾血自充，健腎骨自生。在損傷後期主要是以補養為主，可分為補氣養血、補養脾胃與補益肝腎。由於損傷延時日久，復感風濕邪者頗多，故除補法外，必要時佐以溫經通絡中藥以助症狀痊癒。

1. 補氣養血法

凡是久病不癒或長期臥床，不能經常活動，必使患者身體虛弱而出現各種氣血虧損、筋骨萎弱等症候，故需確實辨證與治療，務使氣血旺盛，濡養筋骨而使筋強骨健。局部創傷徵候，應在止血後即須用補氣攝血法急固其氣，防止虛脫，血止後再依循「補而行之」作為治療原則。**臨床常用方劑**：以補氣為主的有四君子湯《和劑局方》。以補血為主的有四物湯《仙授理傷續斷秘方》。以氣血雙補為主的有八珍湯《正體類要》、十全大補湯《醫學發明》，可以隨症而做適當加減。

2. 補養脾胃法

損傷後期，氣血虧損常導致脾胃氣虛、運化失職，故必須注意補養脾胃。胃主受納，脾主運化，補養脾胃法可以促進氣血生化，筋骨肌肉皆可加快恢復，故調養脾胃為損傷後期協助收功之最常用方法。

臨床常用方劑：補中益氣湯《東垣十書》、歸脾湯《濟生方》等。

3. 補養肝腎法

肝主筋，腎主骨，折斷的筋骨，雖已接續而未堅固，故於骨折、傷筋的後期，常用補益肝腎法，以使筋骨強健，並常與補氣養血法結合使用，因此又稱「強壯筋骨法」。

臨床常用方劑：腎陰虛用四物湯《仙授理傷續斷秘方》加左歸丸《景岳全書》。腎陽虛用四物湯《仙授理傷續斷秘方》加右歸丸《景岳全書》。補益肝腎用補腎活血湯《傷科大成》、壯筋續骨丹《傷科大成》。筋骨萎弱用補筋丸《醫宗金鑒》、龜鹿二仙膠《醫方考》。

中醫傷科在每個治療階段給藥都有量身製作一般的考量與治療原則。以治療骨折為例，每於施行手法、夾縛固定等外治法的同時，也處方給予內服藥物。初期以活血化瘀為主，中期以接骨續筋為主，後期以補氣養血、壯筋健骨為主。如果骨折但腫脹不嚴重者，往往直接用接骨續筋法，稍加活血化瘀之藥。如果是扭挫傷筋的治療，初期也是以活血化瘀法為主，中期則用舒筋活絡法，後期就用溫經通絡法為主，並且適當結合強壯筋骨法。

二、傷科外用藥

外用劑是用各種不同的劑型，對傷患局部進行直接治療的一種方法，使藥物直接作用於局部而取得療效。臨床上，外用製劑大致可分為敷貼藥、搽擦藥、熏洗濕敷藥與熱熨藥等幾種類型。按其功效不同，傷科外用藥可分為清熱解毒劑、止血收口劑、消瘀止痛劑、舒筋活絡劑、接骨續筋劑、溫經通絡劑和拔毒生肌劑七類。

㈠ 清熱解毒劑

凡跌打損傷早期，癰疽瘡毒初起，均可用清熱解毒法，使之熱清毒解，血行腫消。雖然外科疾病與損傷病症不同，但病理機制卻一樣，所以均可使用清熱散瘀之法，以達清解熱毒，消散瘀結，或排出膿毒，消解腫痛之目的．代表方劑有如意金黃散《外科正宗》、洪寶丹《證治準繩》二者均有清熱解毒，活血散結與消腫止痛之功，適合用於治療癰瘡腫毒初起，跌打損傷早期，瘀血熱毒內積者。其中以如意金黃散的作用較全面，適用的範圍也較廣泛，對熱毒瘀滯濕盛者宜之；洪寶丹功效偏於活血行瘀，對痰熱腫毒者較合適。

㈡ 消瘀止痛劑

凡跌打損傷各期，局部腫痛者，均可用消瘀止痛法，使瘀散腫消痛解。消瘀止痛劑用有消瘀止痛，活血祛濕，清熱行氣功效的方劑，以治跌打損傷、骨折、筋斷、脫位各期以及風濕痹阻經脈諸痛症。同時，有的方劑還可以用於瘡瘍腫毒初起，局部腫痛者。本類方劑不僅可以製成膏劑外敷，還可以製成湯劑熏洗，有的方劑亦可內服。代表方劑為定痛散《傷科匯纂》、海桐皮湯《醫宗金鑒》、烏龍膏《醫宗金鑒》。

定痛散有散瘀清熱、消腫止痛之功，以治跌打損傷早期，腫痛較劇之症。不僅用於跌損骨折早期，熱輕濕阻者，並能用於瘡瘍腫毒初期。

海桐皮湯與烏龍膏均有活血通絡之功，以治跌損疼痛之症，但海桐皮湯功偏溫通經絡，適用於損傷中、後期，寒濕瘀阻者；烏龍膏功偏行氣消滯，適用於跌損後期筋骨肌肉疼痛者。

㈢ 止血收口劑

金屬造成的瘡傷與跌撲出血諸症，必用止血收口之法。中醫臨床常用的如聖金刀散《外科正宗》、桃花散《外科正宗》和花蕊石散《傷科補要》均有止血之功，以治各種創面出血症。但如聖金刀散功偏燥濕，主治筋斷出血者；桃花散功偏散瘀，主治皮破出血者。花蕊石散止血之中還能化瘀血為水，既可外摻，也可內服，對各種創面出血和跌撲內挫都可應用。

㈣ 舒筋活絡劑

凡跌打損傷和扭挫傷的中後期以及風濕痹痛症均可用舒筋活絡法治療。舒筋活絡劑具有舒筋活絡、散瘀止痛、清熱祛濕等功效的方劑，以治跌打中後期或風濕痹證，局部腫脹疼痛，痠楚麻木，關節活動不利等症。代表方劑有八仙逍遙散《醫宗金鑒》、止痛散《醫宗金鑒》。八仙逍遙散與止痛散均有祛風濕，行瘀滯之功，以治風濕瘀阻之跌傷及風濕痹痛症。但八仙逍遙散功偏燥濕舒筋，主以舊傷濕滯較盛者；止痛散功用偏於疏風活血，主要治療跌傷後期瘀滯較重者。

㈤ 溫經通絡劑

在跌打損傷後期，殘瘀未盡，或風寒濕邪乘虛而入，留滯於經脈或正氣虛弱，寒痰濕毒侵襲筋骨等均可用溫經通絡法治療。溫經通絡劑可用於治療痹阻經脈，肢體痠麻作痛；或素風寒濕邪留著經絡，氣血不得宣通，而致痹痛之症等.代表方劑有四生散（原名青州白丸子）《太平惠民和劑局方》、雷火神針《外科正宗》、桂麝散《藥蘝啟秘》和萬靈膏《醫宗金鑒》等。

四生散功用專於祛瘀，除經絡風痰，主一切風症，屬於風痰上迷心竅或痰壅經脈者均可使用，也可用於跌打損傷各種痛症，外敷內服均可；雷火神針具有藥簡力專的特點，專治風寒濕毒襲於經絡之陰疽、脫疽、舊傷痹痛等症；桂麝散雖亦用於治療陰寒凝滯經絡的陰疽、流痰等症，但藥物組合較為複雜；萬靈膏是一帖作用較為全面，既可溫經通絡，又能強壯筋骨的方劑，適用於跌打損傷後期，筋骨寒凝瘀阻之痹痛症。

(六) 接骨續筋劑

接骨續筋法用於治療跌打損傷，骨折筋斷早、中期，腫痛雖輕，但瘀血未盡，氣血虧虛，筋骨仍萎弱者。代表方劑有接骨丹《潔古家珍》、接骨神方《傷科匯纂》和接骨藥《傷科匯纂》。接骨丹以溫經祛瘀之功為優，適用於骨折、脫位腫痛者；接骨神方為一般接骨續筋的簡便方劑；接骨藥《傷科匯纂》方簡有法，可作為祛瘀接骨的基礎方劑，適用於骨折中期。

(七) 拔毒生肌劑

創傷或瘡瘍潰後，瘡口腐肉不去，新肌難生者，均可用拔毒生肌法治療。拔毒生肌劑以治瘡瘍、瘰癧、疔毒、痔漏以及創傷潰瘍，創口流膿，久不癒合者。臨床應根據不同病情選用不同方劑。常用生肌玉紅膏《外科正宗》、九一丹《醫宗金鑒》以斂瘡生肌為其主要功效，用於創面潰瘍瘡口難收者。生肌玉紅膏功偏拔毒生肌，適用於創傷初期，膿水較少的瘡瘍者；太乙膏《證治準繩》清解散結，適用於外傷各科濕熱瘀毒蘊結者；陀僧膏《傷科補要》以清熱止痛、解毒止血見長，適用於瘡面潰瘍滲血痛癢之症，為惡瘡、跌撲損傷之良劑；三品一條槍《外科正宗》以拔毒去腐為其主要功效，專於化腐引流，適用於瘻管竇道之症。

傷科內服藥

【註】常用傷科藥物的組成、用法與臨床應用（以下每3公克換算為1錢）。

1. 桃核承氣湯《傷寒論》

組成	桃核去皮尖12g、大黃12g、桂枝6g、炙甘草、芒硝各6g。
用法	水煎服。
應用	本方乃跌打損傷，瘀血內停，或下焦蓄血證的代表方劑，也是傷在骨盆、腹部的常用之劑。胸腹挫傷、脊柱損傷後而見腹脹疼痛、大便祕結者；血鬱於上之頭痛頭脹、目赤牙痛；或血熱上攻之鼻衄、吐血以及急性盆腔炎、附件炎和腸梗阻等病證。

2.雞鳴散《傷科補要》

組成	歸尾15g、桃仁9g、大黃30g。
用法	水煎服。
應用	本方藥簡力專，破瘀通經攻下力強，為治跌打損傷，胸腹疼痛的代表方劑。對從高墜下、壓砸傷、脊柱損傷、胸腹挫傷、骨折等胸腹瘀血腫痛，便祕者均可應用。

3.復元活血湯《醫學發明》

組成	柴胡15g，瓜蔞根、當歸各9g，紅花、甘草、穿山甲（豬蹄尖代用）各6g，大黃酒浸30g、桃仁酒浸去皮尖研如泥9g。
用法	水煎服。
應用	本方為治跌打損傷，瘀血蓄於肝經而致胸脅疼痛的代表方劑。

4. 柴胡疏肝散《景岳全書》

組成	陳皮醋炒、柴胡各6g，川芎、香附、枳殼麩炒、芍藥各4.5g，甘草炙，1.5g。
用法	水煎服。
應用	本方以理氣止痛見長，適用於胸脅損傷，氣滯作痛。亦可用於肋軟骨炎、肋間神經痛、婦女月經失調、痛經等症。

5. 順氣活血湯《傷科大成》

組成	蘇梗、厚樸、枳殼、香附炒、赤芍各3g，砂仁、紅花各1.5g，當歸尾、蘇木末各6g，木香1.2g、桃仁9g。
用法	按病情定劑量，水煎，可加入少量米酒和服。
應用	本方行氣與活血之功相當，對各種損傷引起的氣滯血瘀諸痛症均可應用。尤其對胸脅挫傷氣滯脹滿作痛更為合適。

6. 膈下逐瘀湯《醫林改錯》

組成	五靈脂（炒）9g、當歸9g、川芎6g、桃仁（研泥）9g、丹皮6g、赤芍6g、烏藥6g、延胡索3g、甘草9g、香附3g、紅花9g、枳殼5g。
用法	水煎服。
應用	活血祛瘀，行氣止痛。主治瘀在膈下，形成積塊；或小兒痞塊；或肚腹脹痛，痛處不移；或臥則腹墜似有物者。

7. 血府逐瘀湯《醫林改錯》

組成	桃仁12g、紅花9g、當歸9g、生地黃9g、川芎4.5g、赤芍藥6g、牛膝9g、桔梗4.5g、柴胡3g、枳殼6g、甘草3g。
用法	水煎服，一日一劑。
應用	本方活血為主，兼行氣解鬱。適用於跌打損傷或內傷血瘀氣滯之胸痛頭痛症，也可用於全身其他部位之疼痛。是活血行氣的代表方劑，也是治療瘀

應用	血證的基礎方劑。

8. 清心藥《證治準繩》

組成	當歸、川芎、生地、赤芍、丹皮、桃仁、黃芩、黃連、梔子、連翹、甘草各等份。
用法	依病情決定用量，水煎服。
應用	本方功專化瘀瀉火，是治療跌撲損傷，惡血攻心，或瘀血發熱實證的代表方劑。凡開放性骨折、脫位及軟組織損傷、刀斧槍傷均可應用。

9. 五味消毒飲《醫宗金鑒》

組成	金銀花、野菊花、蒲公英、紫花地丁各15 g、紫背天葵10 g。
用法	水煎服，每日一至三劑。
應用	附骨疽初起，開放性損傷創面感染初期，局部紅腫熱痛。

10. 仙方活命飲《外科發揮》

組成	白芷、赤芍、貝母、防風、沒藥、皂角刺（炒）、歸尾各3g，陳皮、金銀花各10g。
用法	水煎服。
應用	清熱解毒，消腫潰堅，活血止痛。主治瘡瘍初期。

11. 化斑湯《溫熱條辨》

組成	生石膏30g、知母12g、生甘草9g、玄參9g、犀角6g（羚羊角36g代用）、粳米12g。
用法	水煎服。
應用	清熱生津，滋陰解毒。高熱發斑，神昏譫語。

12.蘇氣湯《傷科匯纂》

組成	乳香、沒藥大黃各3g，山羊血1.5g、蘇葉、荊芥、丹皮各9g，當歸、白芍各15g，羊躑躅3g、桃仁6g。
用法	水煎服（羊躑躅即鬧洋花根，毒性較峻，依患者強弱而增減之）。
應用	本方功專活血蘇氣。主治從高墜下，跌撲損傷，氣閉昏厥。

13.天麻鉤藤飲《雜病證治新義》

組成	天麻、黃芩、梔子各6g，鉤藤、益母草、桑寄生、夜交藤、茯神各10g，杜仲、牛膝各12g、石決明15g（先煎）。
用法	水煎服，日一劑。
應用	清熱化痰，平肝潛陽。主治腦震盪而引起的眩暈、抽搐及陰虛陽亢，肝風內動，兼見痰熱內蘊之症。

14. 奪命丹《傷科補要》

組成	歸尾90g、桃仁90g、血竭15g、地鱉蟲45g、兒茶15g，乳香、沒藥各30g，自然銅60g、紅花15g、大黃90g、朱砂15g（台灣禁用）、骨碎補去毛30g、麝香1.5g。
用法	共為細末，用黃明膠熟化為丸，朱砂為衣。每用1丸，陳酒磨沖服。
應用	之方活血開竅之中以接骨續筋為其主要功效。適用於頭部內傷昏迷、骨折早期，瘀血攻心以及一切重傷險症、臟腑蓄瘀危急之候。

15. 安宮牛黃丸《溫病條辨》

組成	牛黃、郁金、黃連、黃芩、梔子、犀角（6倍羚羊角代用）、雄黃、朱砂（台灣禁用）以上各4份，麝香、冰片各1份，珍珠2份，蜜糖適量。
用法	研極細末，煉蜜為丸，每丸3g。每服一丸，每日一至三次。
應用	清心解毒，開竅安神。主治神昏譫語，身熱，狂躁，痙厥以及頭部內傷暈厥。

16.活絡效靈丹《醫學衷中參西錄》

組成	當歸、丹參、生明乳香、生明沒藥各15 g。
用法	上藥四味作湯劑。若為散，一劑分作四次服，溫酒送下。今多以水煎服。
應用	本方活血祛瘀力較強，是活血止痛的基礎方劑，適用於外損內傷所致瘀血凝滯諸痛症。近代應用內外瘡瘍、疲瘕積聚，冠心病、心絞痛、宮外孕、腦血栓形成、坐骨神經痛、痛經、胃十二指腸潰瘍、慢性潰瘍病、慢性結腸炎、輸尿管結石等病症均可以本方為基礎加減。

17.七厘散《良方集腋》

組成	血竭30 g，麝香、冰片、朱砂（台灣禁用）各0.36 g，乳香、沒藥、紅花各4.5 g，茶7.2 g。
用法	研極細末，每服0.2 g，日服一至二次，米酒調服或酒調敷患處。
應用	活血散瘀，止血定痛。主治跌打損傷，瘀滯作痛，或筋傷骨折，創傷出血等。亦治冠心病、中毒性心肌炎、肝炎脅痛等血瘀熱鬱者。

18. 正骨紫金丹《醫宗金鑒》

組成	丁香、木香、血竭、兒茶、熟大黃、紅花各30 g，當歸頭、蓮子肉、白茯苓、白芍藥各60 g，丹皮15 g，甘草9 g。
用法	共為細末，煉蜜為丸，每服9 g，童便調下，或黃酒亦可。
應用	本方行氣祛瘀之中有生新之意。用於一般骨折復位後、腫脹消退，瘀血凝聚作癰者。用軟組織損傷及各類型骨折，關節脫位，肌肉韌帶損傷，半月板損傷等。

19. 八厘散《醫宗金鑒》

組成	煅自然銅、乳香、沒藥、血竭各9 g，紅花、蘇木、古銅錢、番木鱉油炸去毛各3 g，丁香1.5 g，麝香0.3 g。
用法	共研細末。每服0.2至0.3 g，黃酒送服，每日服一至二次。
應用	本方功專散瘀接骨。主治一切跌打損傷、骨折、筋傷、脫位早中期瘀血腫痛血瘀痛。見局部腫痛，固定不移，觸壓痛明顯者。

20. 身痛逐瘀湯《醫林改錯》

組成	秦艽、羌活、香附各3g，川芎、甘草、沒藥、五靈脂（炒）、地龍（去土）各6g，當歸、牛膝、桃仁、紅花各9g。
用法	水煎服。
應用	活血行氣，祛瘀通絡止痛。主治氣血痹阻經絡所致的肩痛、臂痛、腰痛、腿痛，或周身疼痛，經久不癒。

21. 獨活寄生湯《千金方》

組成	獨活、防風、川芎、牛膝各6g，桑寄生18g、秦艽、杜仲、當歸、茯苓、黨參各12g，熟地黃15g、白芍10g、細辛、甘草各3g，肉桂2g（焗沖）。
用法	水煎服。
應用	益肝腎，補氣血，祛風濕，止痹痛。主治腰脊損傷後期，肝腎兩虧，風濕痛痛及腿足屈伸不利者。

22. 四君子湯《和劑局方》

組成	黨參10g、炙甘草6g、茯苓12g、白朮12g。
用法	水煎服，日一劑。
應用	補益中氣，調養脾胃。主治損傷後期，中氣不足，脾胃虛弱，肌肉消瘦，潰瘍日久不癒。

23. 四物湯《仙授理傷續斷秘方》

組成	川芎6g、當歸10g、白芍12g、熟地黃12g。
用法	水煎服，日一劑。
應用	養血補血。主治傷患後期血虛血瘀之症。

24. 八珍湯《正體類要》

組成	黨參10g、白朮10g、茯苓10g、炙甘草5g、川芎6g、當歸10g、熟地黃10g、白芍10g、生薑3片、大棗2枚。

用法	清水煎服。日一劑。
應用	補益氣血。主治損傷中後期氣血俱虛，創面膿汁清稀，久不收斂者。

25. 十全大補湯《醫學發明》

組成	黨參、當歸、黃耆各10g，白朮、茯苓、熟地黃、白芍各12g，炙甘草5g、肉桂0.6g、川芎6g。
用法	水煎服。
應用	氣血雙補。主治損傷後期，氣血虛弱，潰後膿水清稀，自汗，盜汗，萎黃消瘦，不思飲食，倦怠氣短等症。

26. 補中益氣湯《東垣十書》

組成	黃耆15g、黨參12g、白朮12g、陳皮3g、炙甘草5g、當歸10g、升麻5g、柴胡5g。
用法	水煎服。

應用	補中益氣，升陽舉陷。主治瘡瘍日久，元氣虧損，或損傷之後，氣血耗損，中氣不足諸症。

27. 歸脾湯《濟生方》

組成	白朮10g、當歸3g、黨參3g、黃耆10g、酸棗仁10g、木香1.5g，遠志3g、炙甘草4.5g、龍眼肉4.5g、茯苓10g。
用法	水煎服，日一劑。
應用	養心健脾，補益氣血。主治骨折後期氣血不足，神經衰弱，慢性潰瘍等。

28. 左歸丸《景岳全書》

組成	熟地240，山藥、枸杞、山萸、菟絲子、鹿角膠、龜膠各120g，川牛膝90g。
用法	製為蜜丸，每丸重約15g。早晚空腹時各服1丸，淡鹽湯送下。
應用	滋陰補腎。主治損傷日久或骨疾病後，肝腎精血虧損，骨折修復緩慢，伴

應用	頭目眩暈，口燥咽乾，虛熱，腰膝痠軟或遺精滑泄，自汗盜汗，渴欲飲水者。

29. 右歸丸《景岳全書》

組成	熟地240g，山藥、枸杞、鹿角膠、菟絲子、杜仲各120g，山茱萸、當歸各90g，肉桂60至120g，附子60至180g。
用法	如左歸丸配製蜜丸法。或配成湯劑。
應用	溫補腎陽，填補精血。主治骨及軟組織損傷後期，腎陽不足、精血虧損而致神疲氣怯，畏寒肢冷，腰膝軟弱，筋骨連接延遲，或下肢浮腫者。

30. 補腎活血湯《傷科大成》

組成	熟地、破故紙、菟絲子各10g，杜仲、枸杞、歸尾、山萸肉、蓯蓉、沒藥、獨活各3g，紅花2g。
用法	水煎服。

應用	本方滋補腎精之中兼有化瘀之力，適用於各種損傷後期，筋骨痠痛無力，尤以腰部傷患者更為合適。

31. 壯筋續骨丹《傷科大成》

組成	當歸、菟絲子、黨參、補骨脂、劉寄奴各60g，川芎、白芍、杜仲、桂枝、三七、木瓜各30g，炒熟地黃120g，川斷、五加皮各45g，骨碎補、黃耆、蟅蟲各90g。
用法	研為細末，砂糖泡水泛丸，每服12g，溫酒送下。
應用	本方是強壯筋骨之重劑，適用於骨折、脫位和傷筋的中後期。

32. 補筋丸《醫宗金鑒》

組成	五加皮、蛇床子、沉香、丁香、川牛膝、雲苓、白蓮蕊、肉蓯蓉、菟絲子、當歸灑洗、熟地黃、牡丹皮、木瓜各30g，懷山藥24g，人參、木香各9g。

用法	共為細末，煉蜜為丸，彈子大，每丸重９g，用好無灰酒送下。
應用	本方的功效特點是行氣血於補筋肉之中。適用於體虛之人，跌僕閃挫傷筋，血脈壅滯，青紫腫痛者。凡各種軟組織損傷、骨外傷、骨關節病、外科以及婦科雜症等凡屬肝腎虛弱，氣虛瘀滯者均可應用。

33. 龜鹿二仙膠《醫方考》

組成	鹿角100g、龜板50g、枸杞150g、人參50g。
用法	先將鹿角、龜板鋸截，刮淨，水浸，桑柴火熬煉成膠，再將參、杞熬膏和入。每晨酒調９g，頓服。
應用	本方用於全身瘦弱，兩目昏花，腰膝痠軟，性功能減退。

傷科外用藥

1. 如意金黃散《外科正宗》

組成	天花粉上白5 kg，黃柏色重者、大黃、薑黃、白芷各2.5 kg，紫厚朴、陳皮、甘草、蒼朮、天南星各1 Kg。
用法	共研細末，可用酒、油、花露、絲瓜葉或生蔥等搗汁調敷。或用凡士林8份、藥散2份調製成膏外敷。
應用	清熱解毒，消腫止痛。癰疽疔瘡，跌打損傷，熱毒瘀滯。症見肌表局部紅、腫、熱、痛、尿赤、便祕，舌紅苔黃，脈象弦數者。

2. 洪寶丹（又名金丹、四黃散、寸金）《證治準繩》

組成	天花粉90 g，薑黃、白芷各30 g，赤芍藥60 g。
用法	共為細末，茶酒湯調塗患處。
應用	本方藥雖簡單，作用卻全面。功以清解活血為長。適用於痰熱互結之癰腫、

應用	金瘡或跌打損傷初起諸症。本方對外科癰腫諸症及骨傷跌打之腫痛，凡氣血瘀滯者均可應用。

3.定痛散《傷科匯纂》

組成	當歸、川芎、白芍藥、升麻、防風、官桂各3g，山奈9g，紫丁香根、紅花各15g，麝香0.9g。
用法	共為細末，老蔥汁調合，敷患處。
應用	定痛消腫，舒筋和絡。主治跌打損傷。

4.海桐皮湯《醫宗金鑒》

組成	海桐皮、透骨草、乳香、沒藥各6g，當歸酒洗4.5g，川椒9g，川芎、紅花各3g，威靈仙、白芷、甘草、防風各2.4g。
用法	共為粗末，裝自布袋內，紮口煎湯，熏洗患處。亦可內服。

應用	本方既可祛風濕、通經絡，又能祛瘀血、止痹痛。用治跌打損傷中後期，寒濕瘀阻經脈之疼痛症。

5. 烏龍膏《醫宗金鑒》

組成	百草霜10g、白芨15g、白蘞10g、百合15g、百部10g、乳香10g、沒藥15g、麝香0.3g、炒糯米30g、陳粉120g（炒），醋適量。
用法	共研細末，醋熬為膏，外敷。
應用	活血接骨、消腫止痛。主治跌打損傷，筋斷骨折，腫硬青紫。

6. 如聖金刀散《外科正宗》

組成	松香（淨末）210g，枯礬、生礬各45g。
用法	共為細末，取適量摻灑潰創面上。
應用	本方功專收斂止血，用於刀傷筋斷出血症。凡外傷創口滲血，潰瘍滲血，瘡口分泌清稀液體者，均可用本方直接摻在創面上，用布包紮治之。

7.桃花散《外科正宗》

組成	白石灰240 g、大黃45 g。
用法	用石灰半斤同大黃一兩五錢切片同炒，石灰變紅色為度.去大黃，篩細摻絹上，紙蓋絹紮；止血後用蔥湯洗淨，換搽玉紅膏以助收斂，兼戒口味、房事為要。
應用	本方功專止血。用治創傷出血症。凡創傷或潰瘍創面滲血者，以及心肺火盛，迫血妄行之體表出血，病勢較急者，均可用本方摻於創面上。

8.花蕊石散《傷科補要》

組成	花蕊石30 g、紫蘇、厚樸、乳香、羌活、沒藥、龍骨、蘇木、降香、蛇含石（含硫的黃鐵礦）各15 g，白芷、草烏、檀香、南星、輕粉各9 g，當歸30 g、麝香0.9 g、細辛12 g。
用法	共為細末，敷摻傷處。
應用	止血止痛，去濕消腫。主治一切瘡口濕爛腫痛等。

9. 八仙逍遙散《醫宗金鑑》

組成	防風、荊芥、川芎、甘草各 3 g，當歸酒洗、黃柏各 6 g，蒼術、牡丹皮、川椒各 9 g，苦參 15 g
用法	共合一處，裝白布袋內，紮口，水熬滾，熏洗患處。
應用	本方善祛肌表風濕瘀滯之邪，適用於陳傷風濕痹痛而瘀血初崩解之症。凡是軟組織損傷之後瘀腫疼痛，或風濕痹痛，或潰創傷口癢痛皆可。

10. 止痛散《醫宗金鑑》

組成	防風、荊芥、當歸、艾葉、丹皮、鶴虱、升麻各 3 g，苦參、透骨草、赤芍藥各 6 g、川椒 9 g、甘草 2.4 g。
用法	共為末，裝白布袋內，紮口，煎滾，熏洗患處。
應用	本方為通經絡、祛風濕之平劑；適用於跌損後期，風濕痛阻經絡之腫痛症或骨折、脫位、軟組織損傷後期疼痛腫脹不除者。

11. 四生散（原名青州白丸子）《太平惠民和劑局方》

組成	半夏（水浸洗過生用）210g、川烏頭（去皮臍生用）15g、南星（生用）90g、白附子（生用）60g。
用法	內服者，按法為丸，按量服用。外用者，共為細末，存效待用。用時以藥末適量，蜜糖適量調成糊狀外敷患處；用醋調煮外敷亦可；如出現過敏性皮炎，即停敷。
應用	溫經通絡，逐痰解毒，祛風止痛。本方四藥生用，功專祛除經絡風疾。原書主治一切風症，痰涎壅塞經絡，或痰迷心竅者。由於本方溫燥風痰力強，故亦用於跌打損傷腫痛諸症，既可外用，亦可內服。

12. 雷火神針《外科正宗》

組成	蘄艾9g、丁香1.5g、麝香0.6g
用法	藥與蘄艾揉和，先將夾紙作筒如指粗大，用艾藥疊實（成棒如針）收用。臨用萱紙七層平放患處，將針點著一（端）頭，對患處向紙捺實，待不痛

用法	方起針，病甚者再複一次，七日後，火瘡大發，自取功效矣。（現代或作懸灸）
應用	本方溫經行氣活血，適用於刀疽，脫疽，陳傷舊患，風濕痹痛等屬於風寒濕毒者均可用本方治療。

13. 桂麝散《藥蘞啟秘》

組成	麻黃、細辛各15g，肉桂、丁香各30g，皂角9g，生半夏、天南星各24g，麝香0.9g、冰片1.2g
用法	共研細末，摻膏藥上，貼患處。
應用	品經通絡，化痰消腫。本方功專溫化寒痰濕滯。可用於損傷日久不已，夾風寒濕邪痹阻經絡腫痛者。

14. 接骨丹《潔古家珍》

組成	天南星、木鱉子各120g，沒藥、乳香各15g、官桂30g
用法	為細末，薑500g去皮爛研取自然汁，入米醋少，許，白麵為糊同調，攤紙上，貼傷處。
應用	本方功專接骨續筋止痛。適用於骨折、脫臼早期瘀血腫痛者，是治療骨折脫位的通用方劑。適於外傷性閉合性骨折，脫臼早期，扭挫傷腫痛以及病理性閉合性骨折的早期經手術復位後。

15. 接骨神方《傷科匯纂》

組成	公牛角一個（200g）、榆樹白皮適量、楊樹葉適量、陳醋適量、黃米麵適量、花椒七粒（1g）
用法	各藥為末，以陳醋、黃米麵熬煮藥末成糊，敷患處。
應用	本方為治療骨折脫臼的簡便方劑。適合於各種類型的閉合性骨折，關節脫位，跌打扭捩屬於閉合性軟組織損傷者。

16. 接骨藥《傷科匯纂》

組成	天南星、木鱉子（炒）各120g與乳香、沒藥、肉桂各30g
用法	共為末，用薑500g去皮搗爛，取自然汁，米醋少許，白麵為糊，攤紙貼患處，以帛纏之，外用杉木皮夾之。
應用	接骨續筋。主治骨折。

17. 生肌玉紅膏《外科正宗》

組成	當歸60g、白芷15g、白蠟60g、輕粉12g、甘草36g、紫草6g、血竭12g、麻油500g
用法	先將當歸、白芷、紫草、甘草四味，入油內浸3日，慢火熬微枯，濾清，再煎滾，入血竭化盡，次入白蠟，微火化開。將膏傾入預放水中的盅內，候片刻，把研細的輕粉末放入，攪拌成膏。將膏勻塗紗布上，敷貼患處。若根據潰瘍局部情況，摻撒提膿、祛腐藥在膏的表面上外敷，則效果更佳。

應用	本方功專祛腐生肌。凡外傷瘡面膿水分泌不多，如皮下肌肉潰瘍、蜂窩組織炎、燙火傷後潰爛等腐肉不脫，新肌難生者均可應用。

18. 太乙膏《證治準繩》

組成	白芷、蒼朮、石膏（醋炒）、白膠香、沒藥、黃丹各15g
用法	共為末，麻油12g（或桐油），先煎油，柳枝攪，次入白芷等煎少頃，再入白膠香、石膏等同煎，試欲成珠，再入黃蠟30g，再熬片刻，用生布濾過成膏，攤貼瘡口。
應用	拔毒生肌。主治癰疽、癤毒。

19. 陀僧膏《醫宗金鑒》

組成	南陀僧600g，研末。赤芍、全當歸、赤石脂（研）百草霜（研）各60g，乳香、沒藥各15g（去油研）、苦參120g、銀黝30g、桐油1kg、香油500g、血竭（研）15g，孩兒茶（研）15g、川大黃250g

用法	陀僧為末，用香油把其餘藥物煎熬去渣，入陀僧末，製成膏，外敷患處。
應用	功專解毒止血，為治惡瘡、跌撲之良劑。對各種惡瘡，瘰鬁，跌撲損傷，金刃創傷及局部感染疼痛等症均可應用。

20. 三品一條槍《外科正宗》

組成	明礬60 g、白砒45 g、雄黃7.2 g、乳香3.6 g
用法	砒、礬二味共為細末，入小罐內加炭火煅紅，青煙已盡，旋起白煙，片時約上下紅徹住火；取罐頓地上一宿，取出約有砒、礬淨末一兩，加前雄黃二錢四分，乳香一錢二分，共研極細，厚糊調稠，搓成如線條陰乾。凡遇前症有孔者，置入孔內。
應用	本方拔毒生肌，治疔核、瘰癧、痔漏等症。各種傷口小而深，瘻管較直者宜之。

註：中醫常用傷科中藥

（1）功用分類

順氣：砂仁、青皮、木香、枳殼。

破血：桃仁、蘇木、乳香、木通。

活血：紅花、茜根、三七、川芎。

補血：生地、當歸、白芍、丹參。

接骨：川斷、杜仲、五加皮、骨碎補。

（2）引經藥分類

上部：川芎　背脊：藁本　胸腹：白芍　周身：羌活

手臂：桂枝　左肋：青皮　右肋：柴胡　腰臀：杜仲

下部：牛膝　二足：木瓜　膝下：黃柏

台灣民間常用的傷科藥用植物

- **黃金跌打大疔癀**

1.黃金桂、穿龍薯蕷、大葉千金拔、長柄千層塔，各20 g，半酒水炖豬尾骨，治腰痠背痛。

2.黃金桂、雞眼草、毛玉葉金花、各40 g，紅肉川七、白花藤、王不留行（石竹科，麥藍菜的成熟種子）各20 g，華南木防己12 g，半酒水炖赤肉服。

備註：黃金桂 Cudrania cochinchinensis（L.）K.et（Moraceae）別名大疔癀、香港柘樹、刺格仔，藥用根幹。

- **打傷吐血滿天星**

1.紅田烏、千屈菜、甜珠草、紅肉川七、耳鉤草等鮮品各40 g絞汁，兌冰糖或冬蜜服。

備註：滿天星（Alternanthera Sessilis R.Br.），即紅田烏，別名旱蓮草、紅花蜜菜、田邊草、紅骨擦鼻草。

- **退癀久勞紅骨蛇**

1.紅骨蛇60 g，火炭母草75 g，半酒水炖豬頭服。

備註：紅骨蛇即南五味子 Kadsura Japonica（L.）D. 藥用根藤。

• 消腫止痛台黃柏

1. 黃柏、楦梧、小金英各20 g、桂枝75 g、華南木防己、五癀（鼠尾癀、茶匙癀、大丁癀、柳枝癀、虎咬癀）、黃芩、淡竹葉、石膏各40 g，水煎服。
2. 黃柏研末，敷接骨跌打、癰腫。

備註：中國黃柏主要有四，小蘗鹼（Berberine）之含量；依次為台黃柏（Phello Dendron Wilsonii Hxy，et，K.）＞川黃柏＞山黃柏（河南）＞關東黃柏（東北）

• 風濕花連—根金

1. 白花連、一條根及五爪金英根各80 g，半酒水燉排骨服。

備註：白花連即蘿芙木 Rauwolfia Verticillata（L.）B.Apocynaceae 別名山馬蹄。

• 龍葵內傷外敷癰

1. 外敷排膿治癰疔：烏子仔菜、過溝菜蕨、烏斂莓、火炭母草等心葉共搗爛外敷。
2. 內服跌打祛傷解鬱方：烏子仔菜、臭杏、有骨消、山澤蘭、咸豐草等心葉。搗汁兌酒服或煮鴨蛋服。

備註：龍葵 Solanum Nigrum L. 別名烏子仔菜心、烏子仔菜，藥用嫩枝葉。

• 碎補風濕固筋方

1. 碎補、續斷、木瓜（薔薇科，中藥木瓜）、生地、紅花、赤芍各10 g。

2.碎補、續斷、松節各8 g、風藤10 g、金毛狗脊15 g、楦梧根14 g，燉豬排骨服。

備註：碎補即崖薑 Pseudodrynaria Coronans（W.）C. 別名骨碎補（開寶）、碎骨補、龍眼薑、藥用全株去葉切片。

中藥骨碎補原植物為槲蕨與崖薑；前者主產於中國。

• **風濕腰痛桶交藤**

1.桶交藤16 g、山澤蘭根8 g、牛奶埔、血藤、黃金桂各20 g，半酒水燉排骨服。

2.桶交藤、王不留行、松節各8 g，有骨稍根、桑寄生、天竺黃、雙面刺（另名倒交刺）各12 g半酒水燉赤肉服。

備註：桶交藤即扛香藤 Mallotus Repandus（W.）M.A.，別名糞箕籐、鉤藤、石岩楓、倒掛茶。

• **清涼解毒五爪龍**

1.五爪龍根75 g，半酒水煎汁。可洗滌可內服，可破血消腫治痞癧腫毒、風濕。

備註：五爪龍即烏斂莓 Cayratia Japonica（T.）G. 為葡萄科（Ampelidaceae）別名五葉莓、五爪絨、五爪金龍。傷痛用根部。

• **風濕腰酸小葡萄**

1.小本山葡萄、黃荊根、大葉千斤菝各40 g、苦藍盤根莖、血藤各20 g，半酒水燉豬尾一支服。

2.小本山葡萄40 g；半酒水炖排骨服。

備註：小本山葡萄 Vitis Thunbergil S.et Z.Var. 別名小葡萄、山葡萄，藥用全株，主用根部。

• 小偷褲帶做藥洗

1.山埔崙皮、松皮、朴樹皮及破布子皮合織成繩，以大黃與大豆浸三天，取出晒乾，如此者凡五次，小偷充褲帶之用，故名。嚼服可治跌打損傷，傳說有起死回生之功。

2.埔銀仔根、老公根、華南木防己、金錢薄荷、澤蘭、艾葉、臭杏、川芎、萬桃花、巴豆樹根、當歸、接骨筒。以米泡半月，備用作外洗藥，可行血；治跌打傷。

3.山埔崙、榕樹鬚、金錢薄荷、雙面刺、澤蘭各40 g，華南木防己、巴豆樹根各8 g，米酒一瓶，浸40天，作外洗藥，可行血，治跌打。

備註：山埔崙即南嶺蕘花 Wikstroemia Indica C.A.M. 為瑞香科（Thymelaeaceae），別名了哥王、九信藥、山埔銀、埔銀頭、地棉根、小偷褲帶、山黃皮、雞仔麻。性味辛平、有毒。

• 久年風濕芙蓉頭

1.芙蓉頭60 g，炖雞頭服。

2.治頭風：芙蓉頭、走馬胎各20 g、兔兒菜、苦藍盤各40 g，半酒水炖服。

備註：芙蓉頭即蕲艾 Crossostephium Chinense（L.）M. 別名玉芙蓉、海芙蓉、香菊、千年艾、鹹水芙蓉，藥用全株。

• 打傷麻木三板刀

1.四肢麻木、腰痛：三板刀40 g、桂枝10 g、白芍、威靈仙、黃耆各20 g，半酒水炖豬尾服。

2.嚴重打傷：鮮三板刀頭110 g，搗汁，兌酒及白糖服。

備註：三板刀即刀傷草 Ileris laevigata（B.）S.B.Var. 別名馬尾絲、牛舌癀、大本蒲公英、龍舌　，藥用全草生品。

• 假傷打傷烏面馬

1.假傷：葉搗爛敷皮膚上，經4～10分鐘，待皮膚漸熱即取去，則引起皮下出血，而誣被人打傷，如敷過久，則潰爛。

2.閃挫腰傷久積病：烏面馬根40 g，半酒水煎服或半酒水炖雞服。

備註：烏面馬即白花藤 Plumbago Zeylanica L. 之根，幹或葉。別名：黑面馬、白花丹、假茉莉、山坡苓、芥埔草。液汁為引赤發泡疥癬藥，根通經散血解蛇毒。

• 藥洗良方虎咬癀

1.跌打損傷推拿藥洗：金錢薄荷、澤蘭、榕樹鬚、山埔銀（南嶺蕘花）、雙面刺各40 g，華南木防己、巴豆根各8 g，酒二瓶，浸四十天後，以棉花醮藥酒搽推之。

2.藥洗秘方：金錢薄荷與南嶺蕘花根各半。

3.跌打閃腰：金錢薄荷40～75 g，搗汁兌酒服或半酒水，炖排骨或煎鴨蛋服。

備註：虎咬癀即金錢薄荷 Glechoma Hederacea L. 別名白花仔草、馬蹄草、透骨消、積雪草（本經中品）、胡薄荷（天寶方）、地錢草（唐本草）、連錢草（藥草圖）。

・跌打藥洗接骨筒

1. 藥洗秘方專用：接骨筒莖葉、南嶺蕘花根、金錢薄荷等量置米酒內備用。
2. 推跌打傷：接骨筒莖葉、臭杏各40 g，共搗，加酒少許，外敷患處。
3. 推跌打傷：接骨筒、艾葉、臭杏、烏甜葉、老公根、澤蘭各20 g，共搗，酒炒，推跌打傷患處。
4. 治四肢神經痛：接骨筒、楓寄生、南嶺蕘花、山煙草根、鈕子茄、一條根（學名：澎湖大豆）各20 g，水煎服。

備註：接骨筒即小駁骨丹 Justicia gendarussa Burm.f 之全草，主用莖葉。別名：尖尾峰、尖尾風、接骨銅、接骨草、竹蘭、澤蘭。

・腰膝無力狗咬

1. 關節腫痛初起：狗咬癀、過山香、走馬胎、接骨草各20 g，水煎服。
2. 風濕關節炎：當歸、川芎、桃仁、狗咬癀各12 g，甘草6 g，炮薑4 g。水三碗煎一碗，渣二碗半煎八分。

備註：狗咬癀即豨薟草 Siegesbeckia orientalis L. 別名：希蔹、希占草、豬屎菜。

- **頭痛二金八馬虎**

1.金線蓮、金銀花、八卦癀（球狀仙人掌）、馬蹄金、虎咬癀各五錢，水煎服。

2.金銀花、鮮蘆根、八卦癀（球狀仙人掌），天胡荽各五錢，水煎服。

- **八卦輟鼻做藥膳**

1.鐵八卦40 g、蔡鼻草75 g，燉赤肉服。

2.鐵八卦、虎杖、犁壁草各50 g，半酒水燉赤豬肉服。

備註：1.蔡鼻草即紫莖牛膝 Achyranthes Rubrofusca W. 又名雲牛膝、輟鼻草、牛蔡鼻、嗅鼻草（主用根部）。2.鐵八卦即十大功勞 Mahonia Japonica DC. 之葉。其根及莖名黃心樹、老鼠刺葉，功同黃柏，可滋腎水退虛火。

- **鬆筋崖椒雙面刺**

效能：治筋骨抽痛、半身不遂、風濕疼痛

1.雙面刺、金劍草根、王不留行、楦梧各40 g，半酒水燉雞或排骨服。

2.雙面刺、鹽膚木根、食茱萸、倒地麻、南五味莖各20 g，加酒少許燉豬尾，上肢痛飯後服，下肢痛飯前服。

3.雙面刺為藥洗原料之一，與巴豆樹根合用。

備註：雙面刺即崖椒 Fagara nitida Roxb.（Rutaceac）別名：烏踏刺、白馬屎、烏不宿、黃根，用根皮。

• 楦梧跌打肢無力

1. 楦梧、金英根、武靴藤、雙面刺、野牡丹、蒼耳根各15 g，煎服。
2. 楦梧、黃金桂、武靴藤、大血藤、雞屎藤、桑根各20 g，水煎服。
3. 四肢酸痛無力：楦梧、一條根、王不留行、蘄艾根、火炭母草、雞血藤、崖椒、骨碎補各30 g燉雞或赤肉服。

• 貫眾星夏澤藥洗

1. 效能：打撲損傷，筋骨疼痛、瘀血凝滯。
2. 組成：貫眾8 g、生南星4 g、生半夏4 g、澤蘭8 g。

備註：貫眾（筆筒樹莖、蛇木）：Alsophila Pustulosa H. 桫欏科 Cyatheaceae

• 行血消腫土川七

1. 土川七16 g、金不換12 g、狗尾草3個、水3碗，酒少許，燉赤肉服3～4服見效。
2. 土川七12 g、水柳20 p g、火炭母草16 g、當歸8 g、蘇木8 g，半酒水燉赤肉服。

備註：虎杖 Polygonum Cuspidatum S.et Zucc（別錄）別名：本川七、土川七、紅三七、七厘。

中醫傷科常見的推拿手法有哪些？

附錄一

皮肉、筋骨的損傷，根據各種不同類型，治療方式很多元。醫師必須根據疾病發展變化，做正確辨證與施治，治療時必須兼顧局部與整體，筋骨並重，動靜結合。

中醫骨傷科最常用的外治整復手法，主要是根據清代醫家吳謙所編的《醫宗金鑒・正骨心法要旨》所提到的手法，《正骨心法要旨》提到：「夫手法者，謂以兩手安置所傷之筋骨，使仍復於舊也。」

推拿療法是中醫治療肌肉、筋脈損傷非常常用的外治療法，相當於現代西醫的物理治療。推拿主要是透過手法產生的動力或是輔以生物電、遠紅外線等，對於經筋、穴位、皮膚進行刺激，透過經絡感傳，達到身體局部或整體的生理調節，進而改善身體疾病或損傷。

治療傷科疾病的手法種類繁多，臨證時醫師必須根據患者損傷狀況，選擇適當的手法，才能取得良好的效果。我們將傷科常見推拿手法分述如下：

TIPS

傷科理筋推拿手法之適應症

- 各部關節脫位，但無骨折者。
- 各部筋肉急性扭挫傷，但無筋肉完全斷裂者。

- 各種筋骨、皮肉損傷之後遺症，包括手術或創傷後遺症。
- 各種筋肉勞損所形成的結索、痛點，或肢體關節功能活動受限者。
- 風寒濕邪侵襲所引起的肢體疼痛、麻木、沉重乏力或功能障礙者。

一、推法〔疏通復位〕

「推」是以手向前或向外用力，使物體移動之意。用手指、手掌或肘部著力於人體一定部位上，用力進行單方向的直線或弧線移動稱「推法」。推法又分指推、掌推和肘推。

【功能主治】舒筋活絡，消瘀散結。

【臨床應用】損傷引起的氣滯血瘀，經絡阻塞，筋骨移位等病症。

「指推法」力度小，可在重點治療部位或穴位上作緩和的按揉動作。適用於全身各部位，常用於風濕痹痛、筋脈拘急等症。

「掌推法」重點在掌根部，本法刺激緩和，是活血解痙的有效手法。常用於面積較大的部位，如胸腹、腰背及大腿部等，用於腰背痠痛、胸腹脹痛等症。

「肘推法」用肘尖部著力，本法在推法中刺激最強烈，多用於腰背脊柱兩側膀胱經臀部，用於腰腿部和腰背風濕痠痛，感覺遲鈍等症。

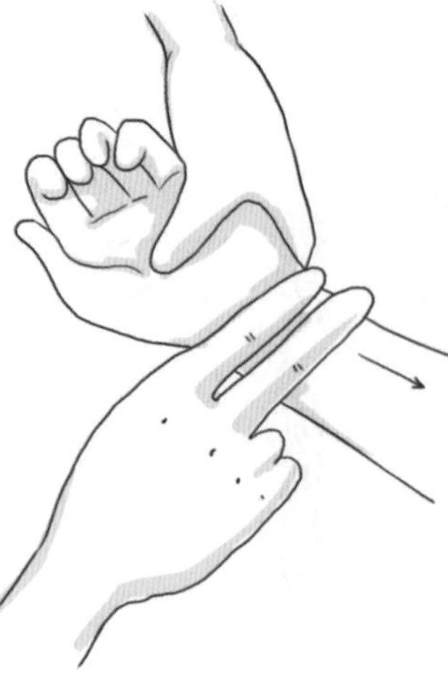

劍指平推法

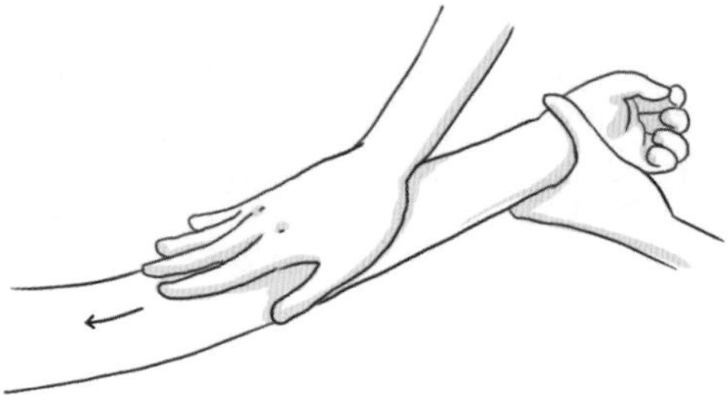

掌平推法

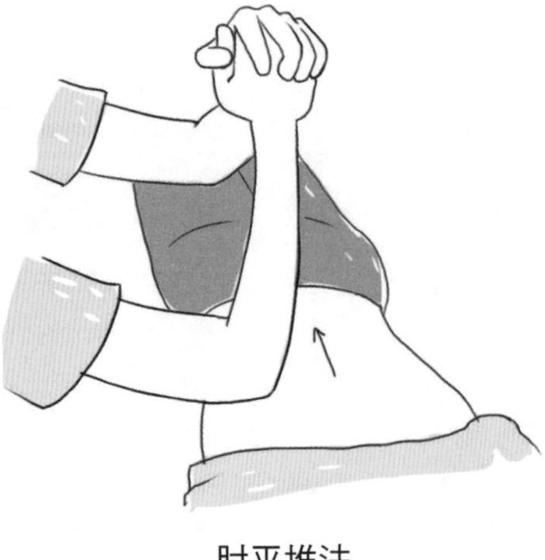

肘平推法

《醫宗金鑒・正骨心法要旨》曰：「推者，謂以手推之，使還舊處也。」操作時指、掌或肘緊貼體表，用力要穩，速度要緩慢而均勻，沿直線移動。

二、拿法〔解痙通絡〕

「拿」是把物體握在手裡的意思。用一手或雙手多指（或拇、食二指）相對用力捏緊提起施術部位的皮膚、筋肉，稱為「拿法」。

【功能主治】祛風散寒，舒筋活絡。

【臨床應用】用於損傷引起的筋肉痙攣、脈絡阻塞等。

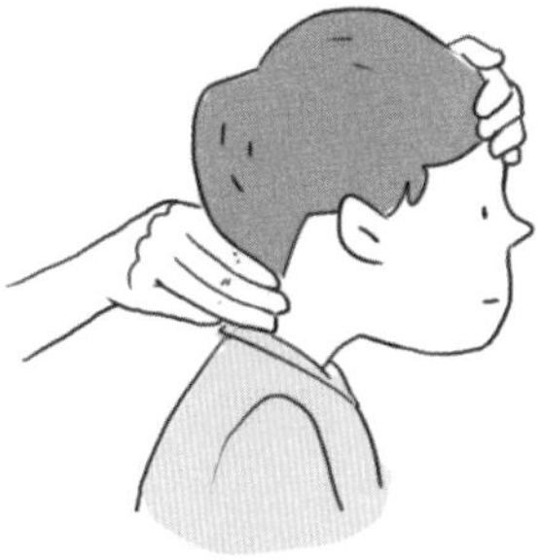

拿風池

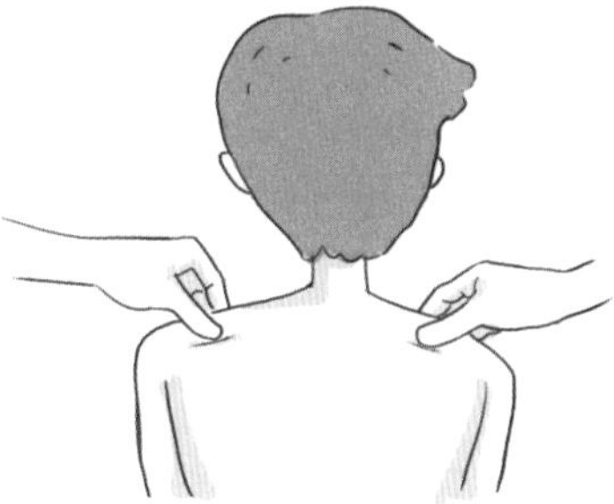

拿肩井

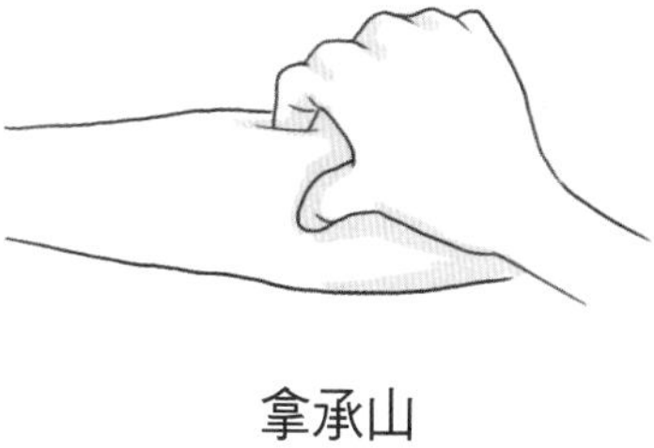

拿承山

拿法刺激較強，常用於頸項、肩部及四肢患處或穴位。例如拿風池常用於外感頭痛及項強；拿肩井能提神醒腦並治落枕；拿合谷可止牙痛；拿承山可治小腿抽筋。

《醫宗金鑒・正骨心法要旨》曰：「拿者，或兩手一手捏定患處，酌其宜輕宜重，緩緩焉以復其位也。」使用拿法時，拿放必須有節律，以不使筋肉從手中滑脫為宜。用大拇指和食、中兩指，或用大拇指和其餘四指作相對用力，在一定的部位或穴位上進行節律性的提揑。操作時要由輕而重，不可突然用力，動作要緩和而有連貫性。

三、按法〔鎮靜止痛〕

按是壓抑的意思，用手指或手掌按壓體表一定部位或穴位上，並停留一定時間，逐漸用力深壓，稱「按法」。按法又分指按法和掌按法。

【功能主治】行氣活血，開通閉塞。

【臨床應用】臨床常用於損傷引起的疼痛等症。

「指按法」用於按壓周身穴位或痛處，接觸面小，刺激量比較容易調節。應用範圍廣，常用於治療各種痛症，如頭痛、牙痛、心絞痛、胃脘痛、腹痛、腹瀉、嘔吐、頭暈、肢體疼痛等疼痛問題。

「掌按法」接觸面積較大，刺激緩和，多用於腰背、下肢及腹部。常用於治療急慢性胸背腰腿痛、脘腹脹痛、便祕等病症。

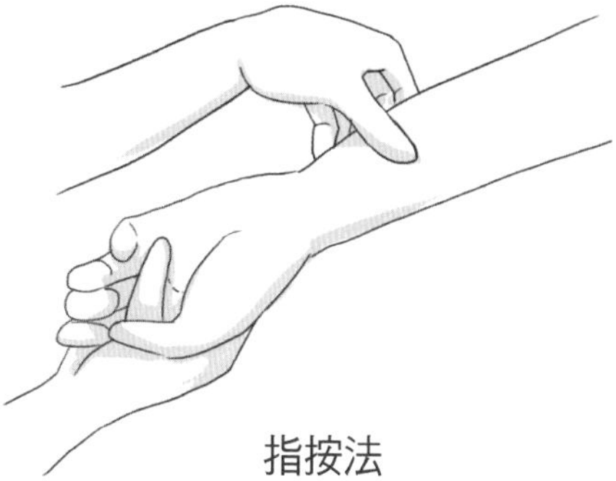
指按法

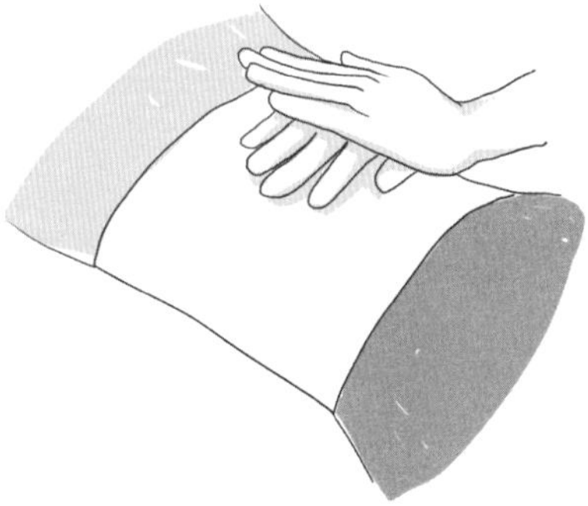
掌按法—雙手按

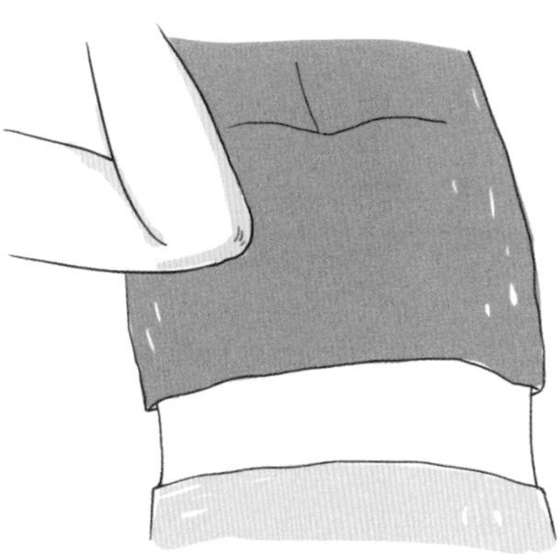
掌按法—肘尖按

《醫宗金鑑・正骨心法要旨》曰：「按者，謂以手往下抑之也。」按法操作時著力部位要緊貼體表，不可移動，用力要由輕而重，不可用暴力猛然按壓，應根據病變部位的深淺及病人的耐受程度，以不使局部劇痛，有得氣感為宜。

四、摩法〔散瘀消腫〕

「摩」是撫摩的意思，用手掌面或手指指面附著於一定部位上，以腕關節連同前臂作輕緩而有節律的盤旋摩擦稱「摩法」。摩法又分指摩、掌摩。

【功能主治】和中理氣，消積導滯。

【臨床應用】本法輕柔緩和，適用於胸腹、脇肋部。常用於治療胸脇脹滿、脘腹疼痛、泄瀉、便祕、食積腹脹等疾患，尤其是損傷早期瘀腫顯著、疼痛劇烈者。

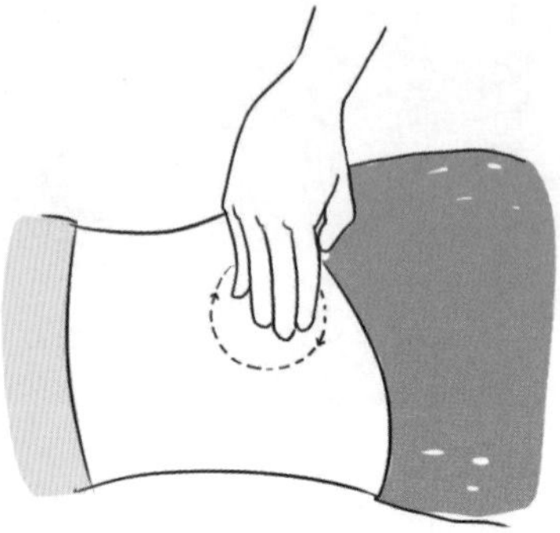

指摩法

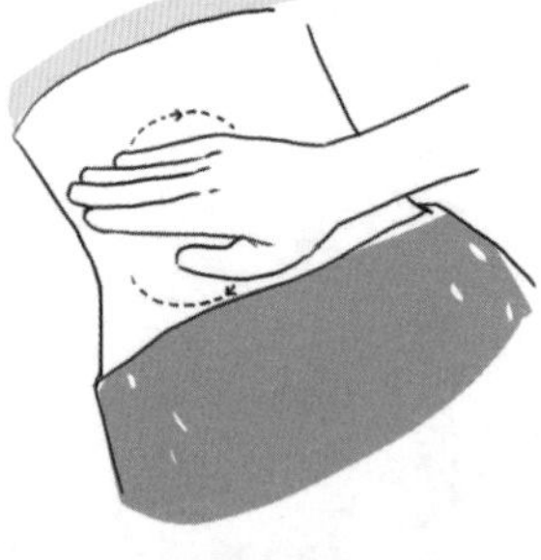

掌摩法

《醫宗金鑒．正骨心法要旨》曰：「摩者，謂徐徐揉摩之也。」使用摩法時，以不增加疼痛或皮下筋肉組織無明顯活動為度。用手掌面或食、中、無名指指面附著在體表的一定部位上，肘關節自然屈曲，腕部放鬆，指掌自然伸直，以腕關節為中心，連同前臂作輕緩而有節律性的環轉運動，頻率為每分鐘一百二十次左右。

五、滾法〔活血散瘀，消除疲勞〕

「滾」是不斷地旋轉著往返移動的意思，用手背近小指側部分或小指、無名指、中指掌指關節，附著在一定部位上，運用腕關節的伸屈和前臂的旋轉連續活動，產生壓力較重交替持續不斷地作用於治療部位上稱為「滾法」。

【功能主治】滑利關節，舒筋活血，溫經散寒。

【臨床應用】

滾法壓力大，接觸面積也較大，力量深透柔和，舒適持久，故適用於肩背、腰臀及四肢等肌肉豐厚的部位。臨床常用於風濕痠痛、肌膚麻木不仁、肢體癱瘓，運動功能障礙等疾患。

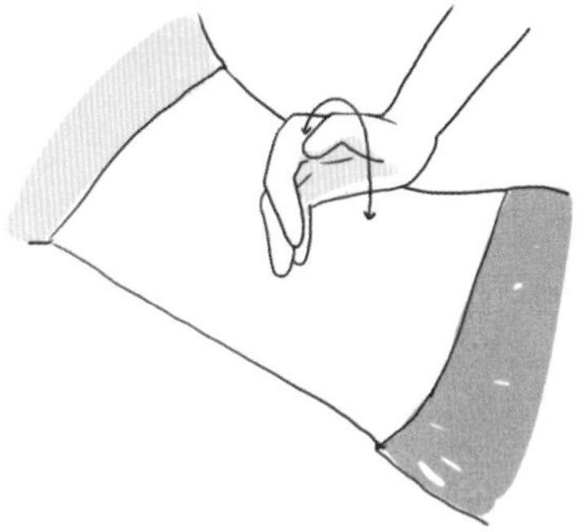

滾法 1

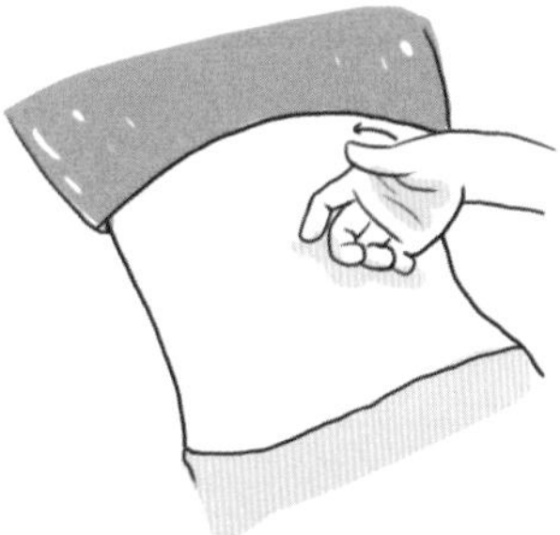

滾法 2

使用滾法時，以不產生跳動與不摩擦皮膚為度。用力的大小，要根據病情和施術部位及病人耐受程度而定，一般來說，筋肉薄弱處、新傷、體虛和年老者力度宜輕；筋肉豐厚處、舊傷、體質強壯者力度宜重。

六、揉法〔活絡止痛〕

揉是以手迴旋地按、撫摩的意思，用手指指腹或手掌掌面（大、小魚際與掌根）輕按於治療部位上，帶動該處皮下組織作輕柔緩和的迴轉運動，稱為「揉法」。揉法又分指揉和掌揉法（大魚際或掌根部著力）兩種。

【功能主治】調和營衛，疏通氣血。

【臨床應用】

本法輕柔緩和，刺激量小，適用於全身各部。常用於頭痛頭暈、失眠、怔忡、胸悶、脇痛、脘腹脹滿、便祕或腹瀉等疾患，以及外傷引起的瘀結、腫脹、疼痛等症。

使用揉法時，以不摩擦皮膚為度。手掌大魚際、掌根或手指羅紋面吸定於治療部位上，腕部放鬆，以肘部為支點，前臂作主動的擺動，帶動腕和掌指作輕柔、和緩的擺動。本法操作時壓力要輕，動作協調而有節律，頻率為每分鐘一百二十至一百六十次。

七、捏法

用手指夾住人體一定部位，相對用力擠壓的方法，稱為「捏法」。捏法又分三指（拇、食、中指）捏法和五指捏法。

【功能主治】行氣活血，鎮靜止痛。

【臨床應用】

捏法用力輕，作用於淺表的肌膚組織，適用於頭部，頸項部、四肢及脊背部。常用於頭痛、項強，脊背部酸重、肢體麻脹及脘腹脹痛等病症。

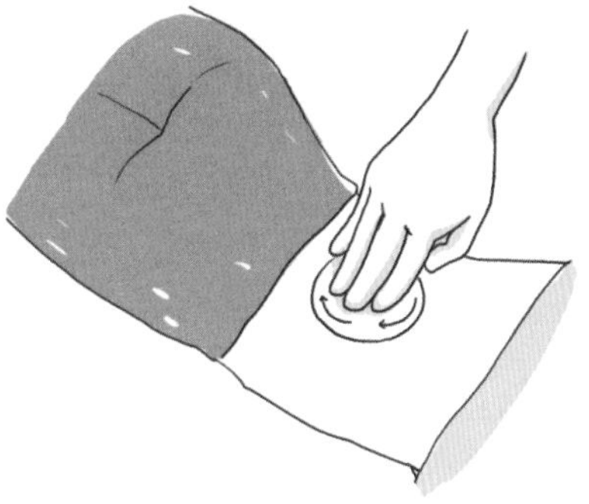

指揉法

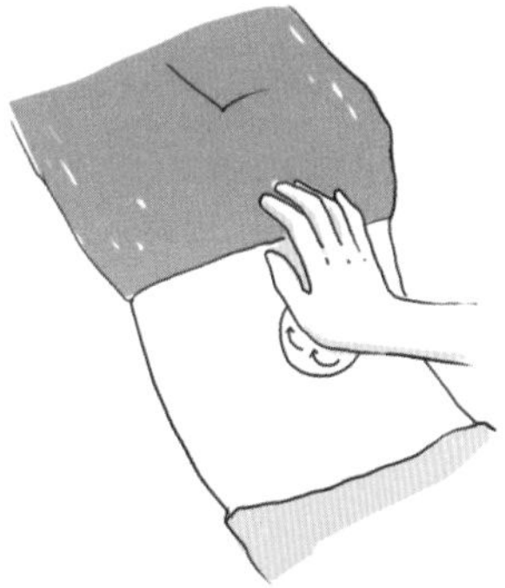

掌揉法

用拇指與餘指相對用力將皮膚捏起，隨捏、隨提、隨放，隨著向前移動。捏起皮膚的多少要適中，用力均勻，移動有規律。

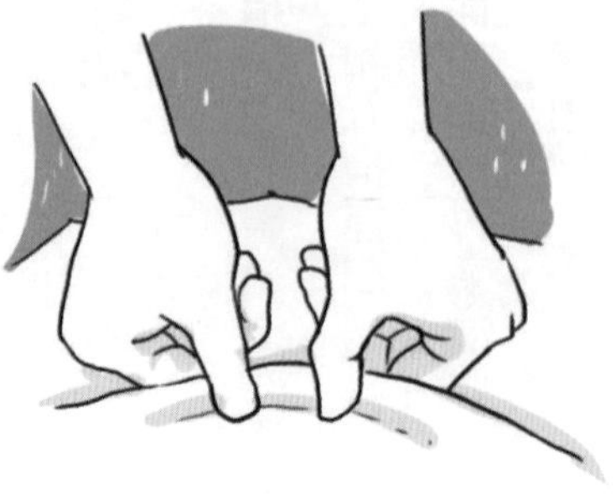

姆食指捏法

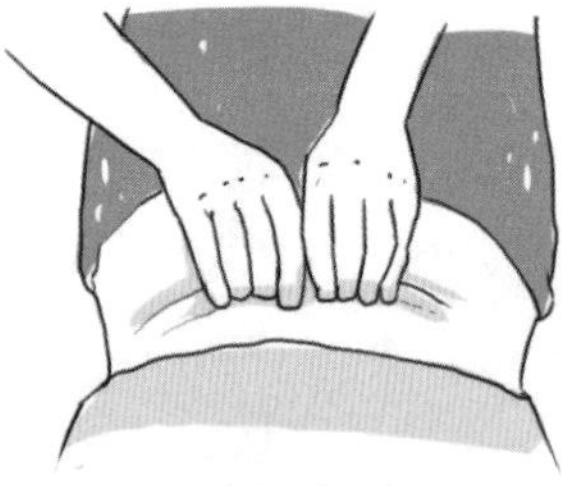

姆食中指捏法

八、搓法〔鬆筋〕

搓是手掌與接觸面往返摩擦的意思，用雙手掌面挾住一定的部位，相對用力作快速搓揉，同時做上下往返移動稱「搓法」。

【功能主治】疏通經絡，行氣活血。

【臨床應用】

搓法適用於胸背、腰腹、脇肋及四肢部，以上肢部最為常用。對於筋肉緊張或痙攣有良好的緩解作用，常做為輔助手法之一，適用於緩解頸椎病、肩周炎和急性肩臂軟組織損傷引起的上臂疼痛、麻木。

使用搓法時，以不擦傷皮膚與筋肉為度。操作時雙手用力要對稱，搓動要快，移動要慢。

九、擦法

用手掌緊貼皮膚，稍用力作快速來回直線摩擦，使體表局部發熱的手法稱為「擦法」。擦法又分掌擦法、大魚際擦法和小魚際擦法三種。

【功能主治】理氣寬胸，溫中散寒。

【臨床應用】

本法刺激溫熱，柔和。

「掌擦法」熱量較低而接觸面大，適用於肩背、胸腹等面積大而又較平坦的部位，常用於哮

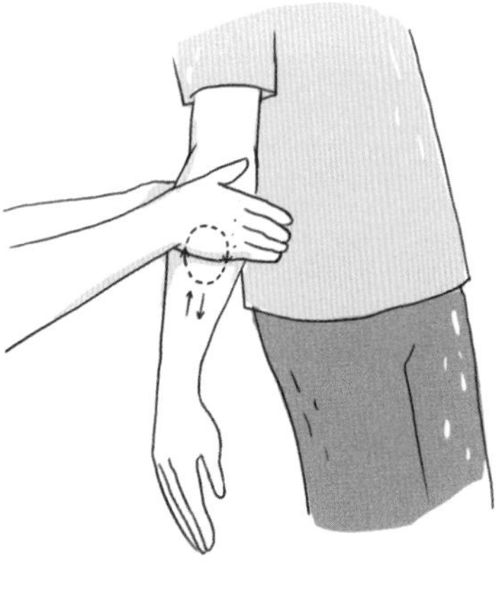

喘、胸痹、氣鬱、寒性腹痛、泄瀉等疾患。

「大魚際擦法」熱量中等，接觸面較掌擦法小，適用於四肢部，尤以上肢部為多見，常用治四肢筋傷及關節腫脹活動不利等疾患。

「小魚際擦法」熱量最大，接觸面小，適用於肩背腰骶部及下肢部，常用治腰背風濕痹痛、筋脈拘急以及由脾腎陽虛引起的五更泄、陽萎、早洩、遺精及婦女痛經、不孕等疾患。

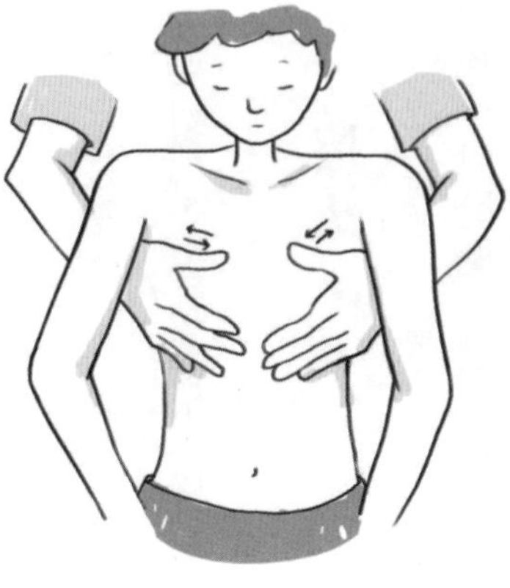

掌擦法

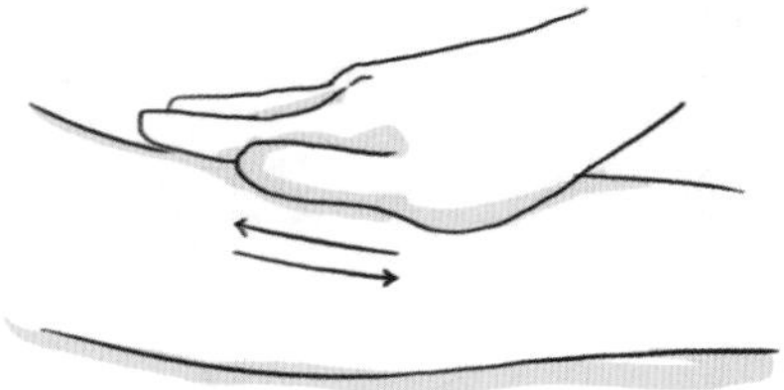

大魚際擦法

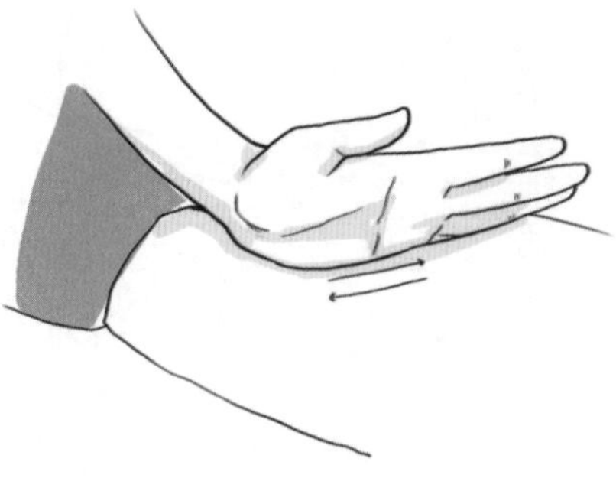

小魚際擦法

腕關節伸直，使前臂與手近相平，手指自然伸開。以肩關節為支點，上臂主動，操作時帶動手掌作前後或上下往返直線掃動。掌緊貼皮膚時向下的壓力不宜太大，但推動幅度要大。操作時用力要穩，動作連續，呼吸自然，不可迸氣。頻率每分鐘一百至一百二十次。

十、搖法

使關節作被動的環轉活動，稱為「搖法」。

【功能主治】疏通經絡，滑利關節。

【臨床應用】適用於關節強硬、屈伸不利，肌肉痙攣等症。

搖法應用範圍廣泛，以下介紹頸、肩、肘、腕、腰、髖、膝、踝等主要關節的搖法。

1. 頸項部搖法：患者採坐姿，醫者一手扶住患者後枕部，一手托住下頦向上稍用力，做左右環轉搖動。（注意！患者頭不可過度向後伸。）

2. 肩關節搖法：拔伸牽引下，醫者用一手扶住患者肩部，另一手握住患者腕部或托住肘部，作環轉搖動。

3. 肘關節搖法；醫者一手握住患者屈曲的肘關節，一手拿住腕關節，做肘關節的環轉運動。

4. 髖關節搖法：患者仰臥，屈髖屈膝。醫者一手握踝，一手扶膝，做髖關節環轉搖動。

5. 膝關節搖法：患者仰臥，醫者一手扶膝，一手握踝，做膝關節的搖動環轉。

6. 踝關節搖法：醫者一手握住患者踝關節，另一手從脛側握住趾部，作踝關節環轉搖動。

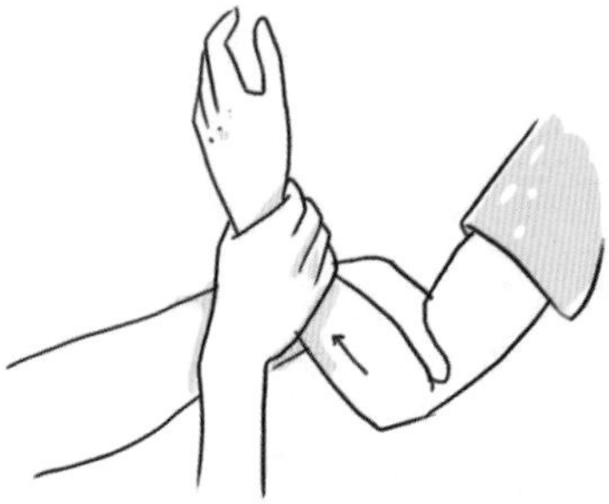

肘關節搖法

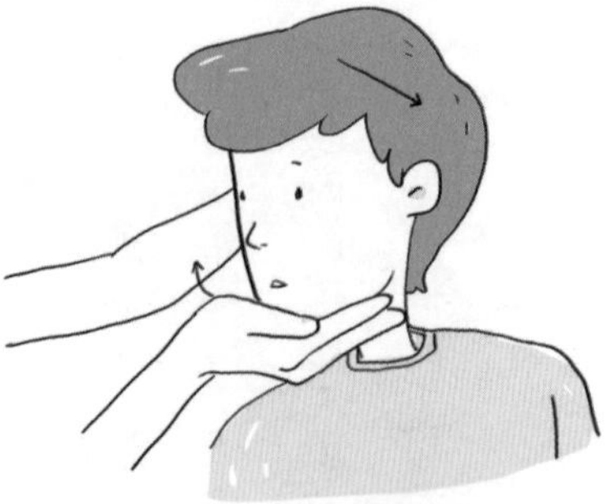

頸項部搖法

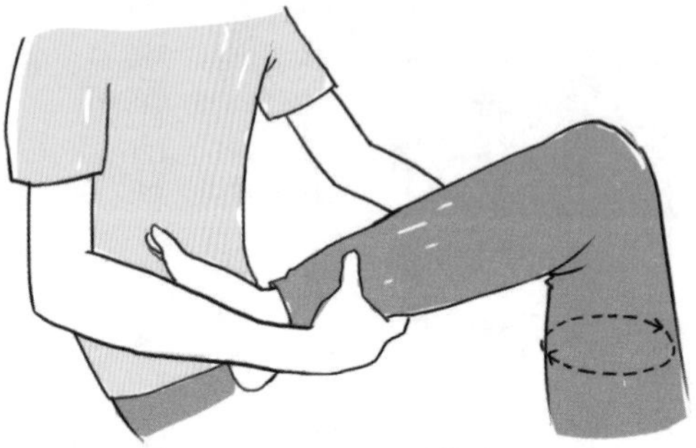

髖關節搖法

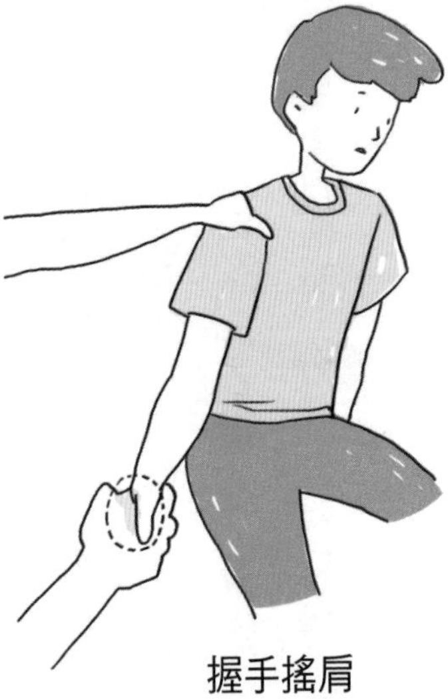

握手搖肩

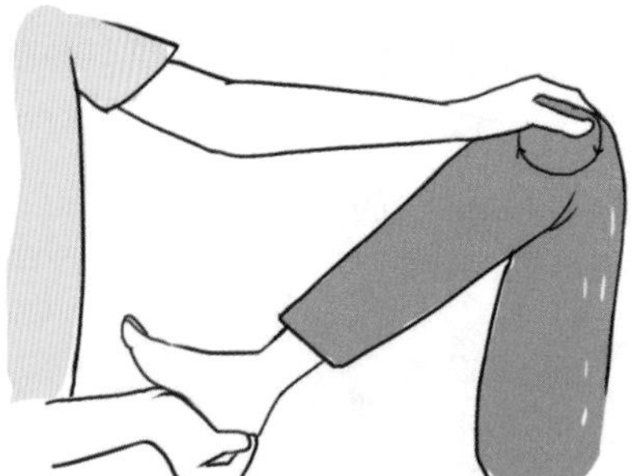

膝關節搖法

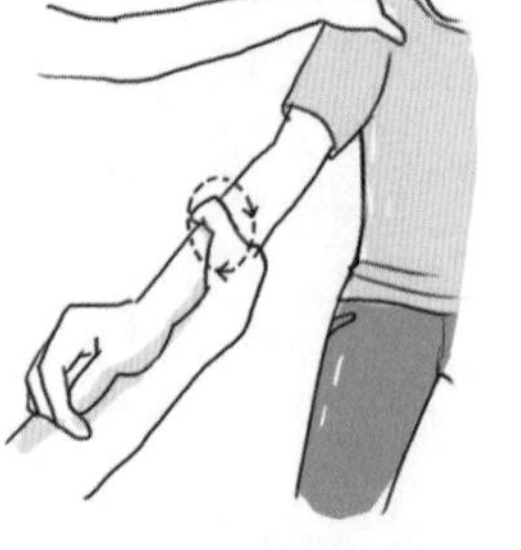

托肘搖肩

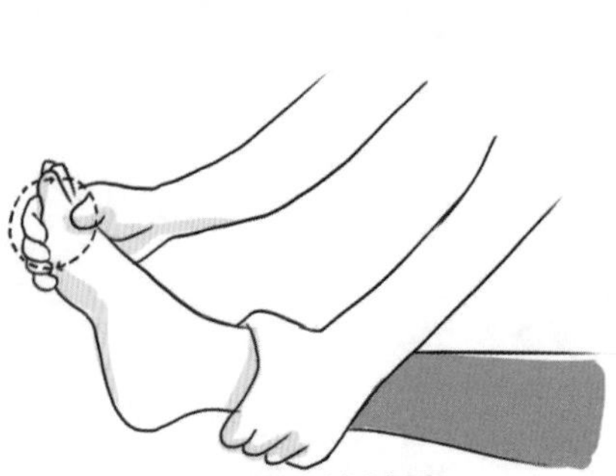

踝關節搖法

十一、抖法

用雙手握住患肢肢體遠端，微用力將肢體拉直後，作連續的小幅度上下抖動，稱為「抖法」。根據應用部位又分上肢抖法、下肢科法和抖腰法。

【功能主治】調和氣血，滑利關節。

【臨床應用】

本法常用於四肢及腰部。上肢抖法常用於治療肩周炎、岡上肌肌腱炎等病症；下肢抖法常用於放鬆髖部及大腿肌肉，治療梨狀肌綜合徵等病症；抖腰法常用於急性腰扭傷、腰椎間盤突出症狀等。

操作時對肢體保持一定的牽引力，抖動幅度要小，頻率要快。

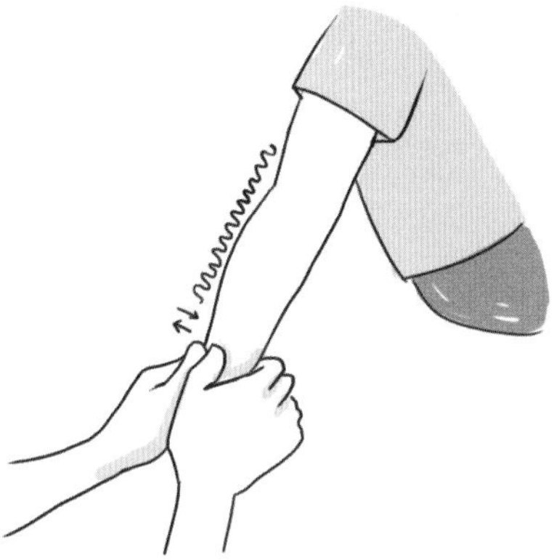

上肢抖法

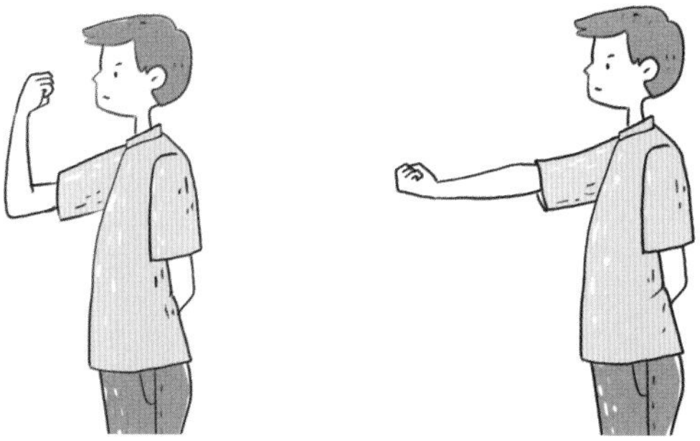

下肢抖法

十二、拍法〔震動、疏通、調和〕

用虛掌或手指有節律平穩地拍打體表的一定部位，稱為「拍法」。拍法又可分為掌拍（虛掌）法和指拍法。

【功能主治】舒筋活絡，行氣活血。

【臨床應用】

「掌拍法」常用於肩背、腰骶及下肢後側、外側。用於治療腰背肌筋膜炎、腰椎間盤突出症、股外側皮神經炎等病症造成的局部麻木冷痛、肌肉痙攣。

「指拍法」常用於頭面、頸項、上肢前臂及瘀血傷痛處。用治頭痛、外感發熱及局部瘀血損傷。

操作時，掌拍法五指並攏呈虛掌，掌指關節黴屈，肘關節微屈，腕關節主動屈伸，平穩而有節奏地拍打患部。拍打時應彈性用力，不可掌指面直接拍在患部而引起疼痛。

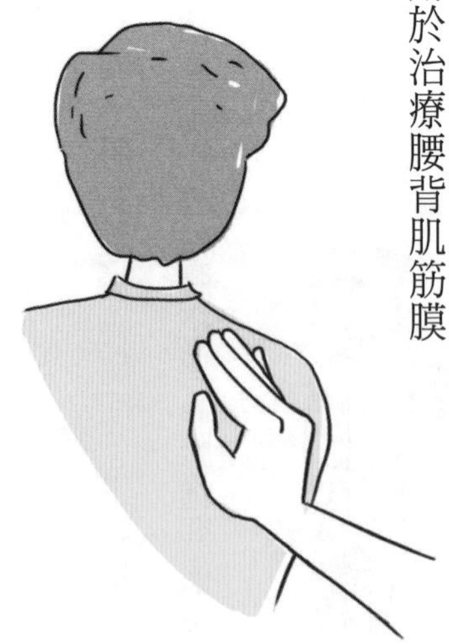

易筋經動作篇

附錄二

一、韋馱獻杵第一勢

韋馱是佛教中的一名護法神，因其力大無窮，善於除魔，故又稱「降魔天尊」。「杵」，是古代的一種兵器。「韋馱獻杵勢」就是模仿韋馱用上肢架持兵器的姿勢，有「扶正祛邪」的用意。

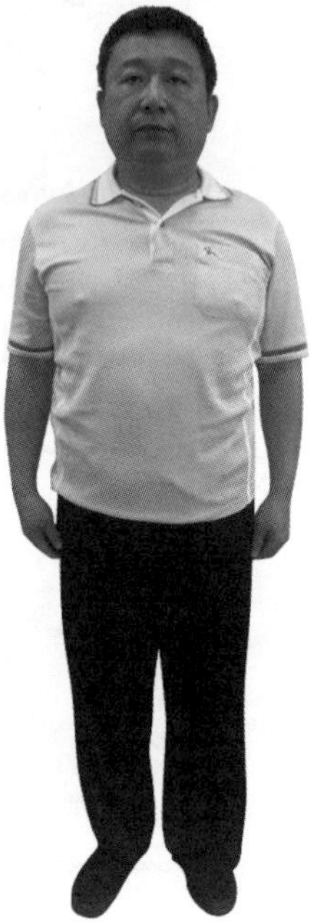

1. 併步，頭端平，目向前平視，下頦微向裏收；含胸，直腰拔背，蓄腹收臀；鬆肩，兩臂自然下垂於身體兩側，五指併攏微屈，中指貼近褲縫；兩腿伸直，兩腳相靠，足尖併攏；口微開，舌抵上顎，定心息氣，神情安詳。

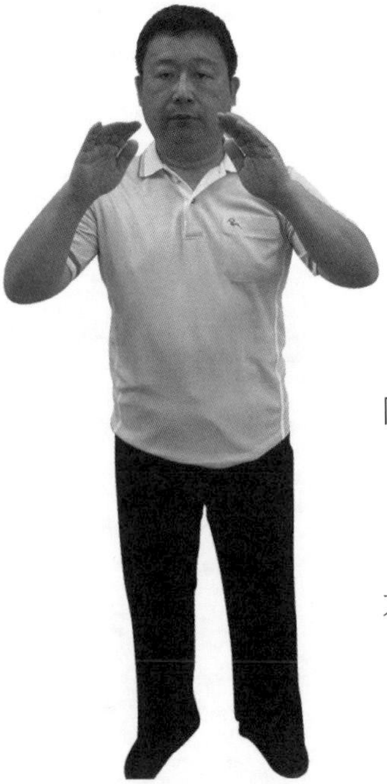

2. 左足向左平跨一步，兩足之距約與肩寬，足掌踏實，兩膝微鬆。

3. 雙手向前慢慢上提，在胸前成抱球姿勢，鬆肩，略垂肘，兩掌心內凹，五指向內微屈，指端相對，約距四至五寸。

【備註】鍛鍊時手足自然放鬆，隨意呼吸，不要憋氣，先練 3 分鐘逐漸增加到十五分鐘。

二、韋馱獻杵第二勢

1. 併步。

2. 兩足分開，距約與肩寬，足掌踏實，兩膝微鬆，直腰收臀。

3. 兩仰掌前推，並漸漸向左右兩側移動至兩手側平舉位。

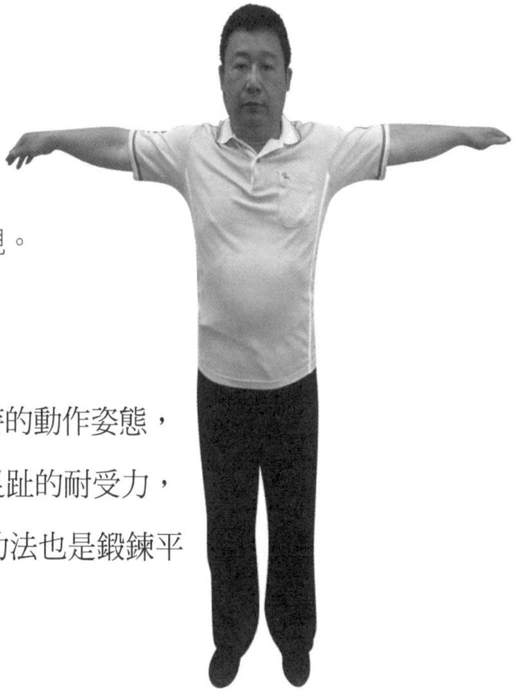

4. 上肢一字平開，掌心向地，頭如頂物，兩目直視。

【備註】本功是模仿鳥起飛時的動作姿態，持續練習可以增強下肢腓腸肌和足趾的耐受力，有助於踩蹻法的應用。此外，本功法也是鍛鍊平衡力的好方法。

三、韋馱獻杵第三勢

1. 併步。

2. 兩足分開，距約與肩寬，足尖著地，足跟提起，腿直，蓄腹收臀，兩掌上舉高過頭頂，掌心朝天，四指併攏伸直，拇指與其餘四指分開約成直角，兩中指之距約為 1 寸；沉肩，肘微屈；仰頭，目觀掌背，舌抵上顎，鼻息調勻。

3. 收勢時，兩掌變拳，旋動前臂，使拳背向前，然後上肢用勁，緩緩將兩拳自上往下收至腰部，拳心向上；在收拳之同時，足跟隨勢緩緩下落，兩拳至腰時，兩足跟恰落至地。

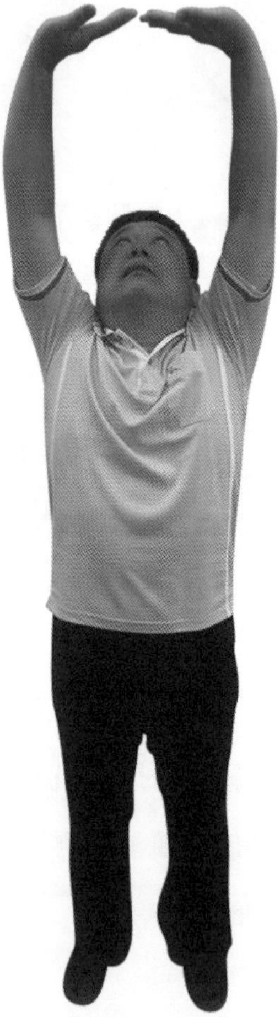

【備註】本法在足尖支撐身體同時，上下肢、頭部、與掌拳的改變均須協同動作，且動作必須嚴密。經常鍛鍊本功，能增加足趾趾力和肩臂力。本法不僅是踩蹻法的基礎功，也是鍛鍊維持身體平衡力的基礎功法之一。

四、摘星換斗勢

中國古代人們對自然環境氣候變化的現象並不了解，因此將星辰日月、氣候變化等情況加以神化，認為是天上的神——即二十八宿的神力在控制。本功法是模仿二十八宿中西方七宿的首宿，奎星執筆的姿態，另加以附和神力的名稱。此勢有扶正祛邪，振衰圖強的意思。

1. 併步。

2. 右足稍向右前方移步，與左足成斜丁八步形；（右足跟與左足弓相對，距約一拳）隨勢身向右微側。

3. 屈膝，提右足跟，身向下沉或成右虛步含襠勢。兩上肢同時操作，左手握空拳置於腰後，右手握如鉤狀下垂於襠前。

4. 右鉤手上提，使肘略高於肩，前臂與上臂近乎垂直，鉤手置於頭之右前方。

5. 鬆肩，屈腕，鉤尖向右，頭微偏，目注右掌心，舌抵上顎，含胸拔背，直腰收臀，少腹含蓄，緊吸慢呼，使氣下沉。身勿前後左右傾斜；兩腿前虛後實；前腿虛中帶實，後腿，實中帶虛。

6. 左右交換，要求相同。

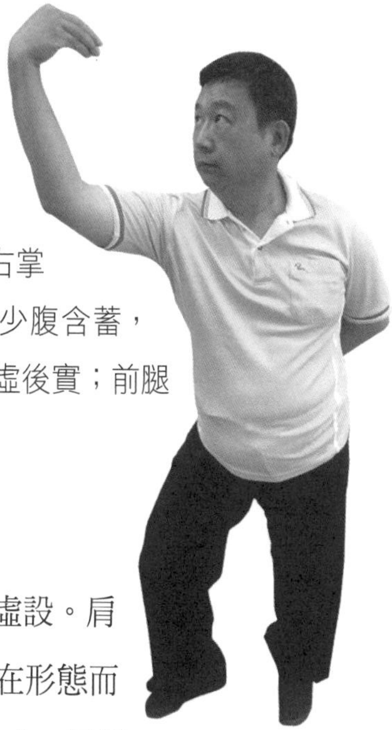

【備註】本法的身體重心在後足，前足形同虛設。肩肘內收，腕掌外展，眼視掌心。對初練者應著重在形態而不是調息，因此不應強調吸氣不呼的複雜呼吸要求。通過本功的鍛鍊，可以增強手足肌力與持久力。

五、倒拽九牛尾勢

本功也是模仿人在生活中拉縴時的動作姿勢，想像身前有九頭牛擋道，你要拽住九頭牛尾巴，用力將九頭牛拉開。倒拽九牛尾的名稱即含有增力強身的意思。

1. 併步

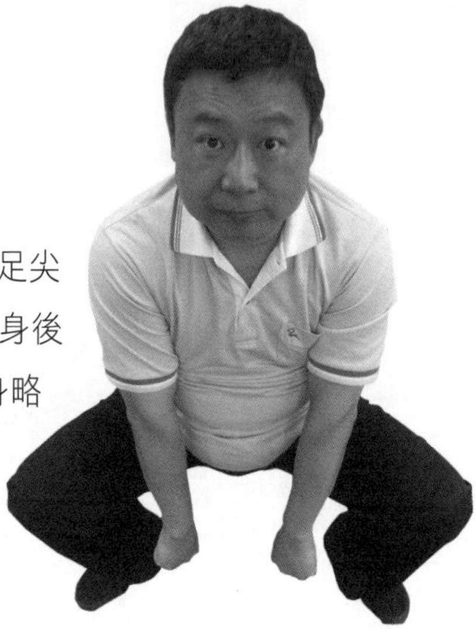

2. 左腿向左平跨一步（距較肩為寬），兩足尖內扣，屈膝下蹲成馬襠勢，兩手握拳由身後劃弧線形向襠前，拳背相對，拳面近地，隨勢上身略前俯，鬆肩、直肘、昂頭、目前視。

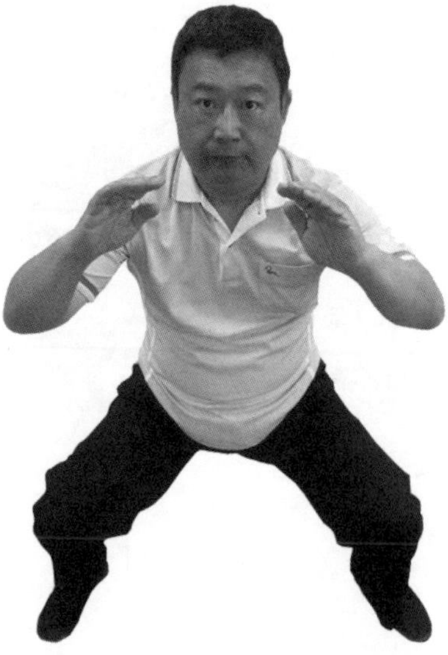

3. 兩拳上提至胸前，由拳化掌，成抱球勢，隨勢直腰，肩鬆肘屈，肘略低於肩，頭端平，目前視。

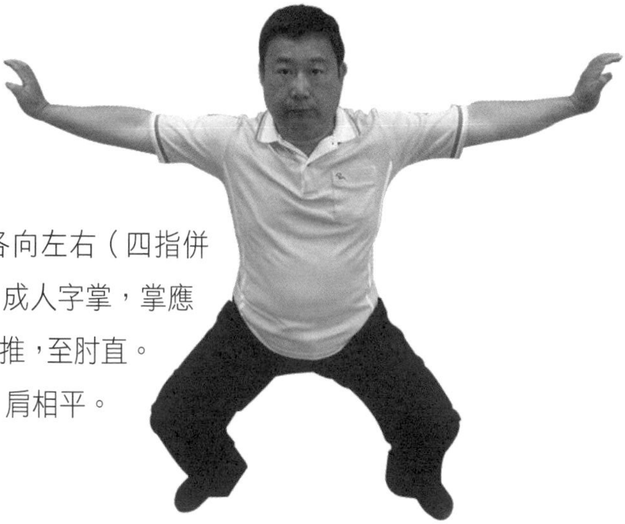

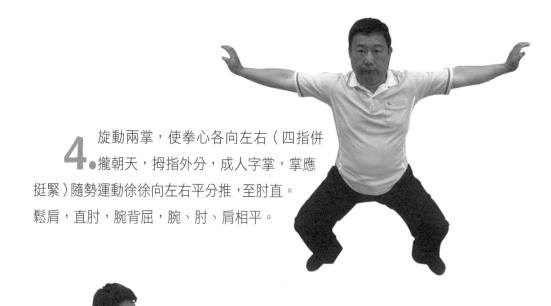

4. 旋動兩掌，使拳心各向左右（四指併攏朝天，拇指外分，成人字掌，掌應挺緊）隨勢運動徐徐向左右平分推，至肘直。鬆肩，直肘，腕背屈，腕、肘、肩相平。

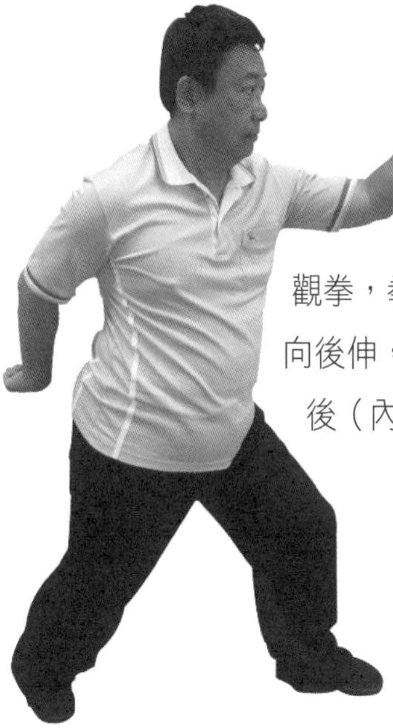

5. 身體向左轉側，成左弓右箭勢（面向左方）。兩上肢同時動作：左上肢外旋，屈肘約成半圓狀；拳心對面，雙目觀拳，拳高約與肩平；肘不過膝，膝不過足尖。右上肢內旋向後伸，拳背離臀；肩鬆，肘微屈。兩上肢一前（外旋）一後（內旋）作螺旋勁，上身正直，塌腰收臀，鼻息調勻。

6. 身體向右轉側，面前方，左弓步變馬襠勢，隨勢左上肢內旋至身後；右上肢外旋，再兩拳同時由身後（劃弧線）至襠前（拳背相對，拳面離地如本勢 2）。

7. 換邊練習。

【備註】練習本法時兩拳用力緊握，兩臂用力對稱，左右換勢要快。本功是鍛鍊臂力和對抗力的方法之一，可以增強手法的力道與時間，為一指禪推法、滾法等奠定基礎。

六、出爪亮翅勢

本法是以鳥伸爪展翅動作時的姿勢作為名稱的功法，有益身健體、怯病延年。

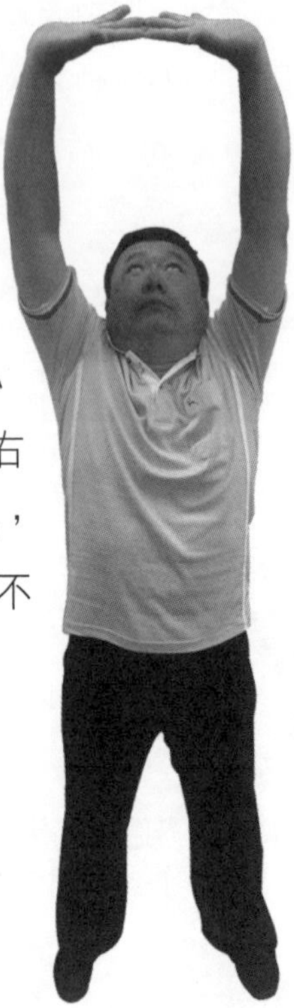

1. 併步。

2. 兩手仰掌沿胸前徐徐上提過頂，旋腕翻掌，掌心朝天；十指用力分開，虎口相對，中、食指（右與左）相接；仰頭，目觀中、食指交接之處；隨勢足跟提起，離地約三至四寸，以兩足尖支持體重。肘微屈，腰直，膝不得屈。

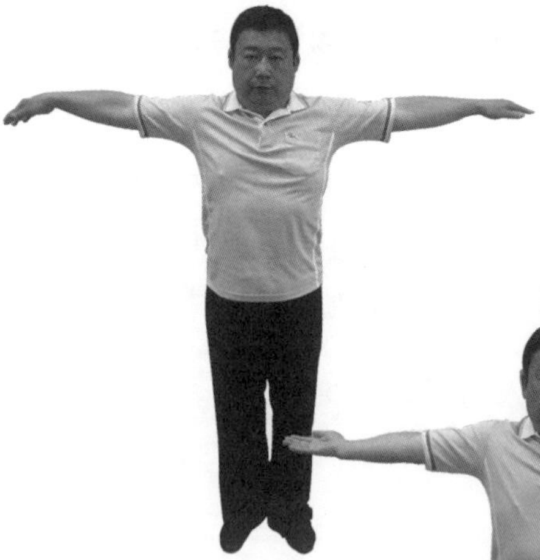

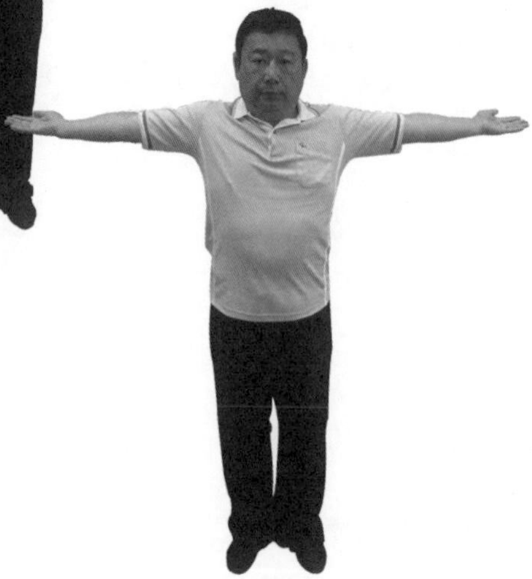

3. 兩掌緩緩分開向左右而下，上肢成一字平舉（掌心向下），隨勢足跟落地。再翻掌，使掌心朝天，十指仍用力分開，肩、肘、腕、掌相平。

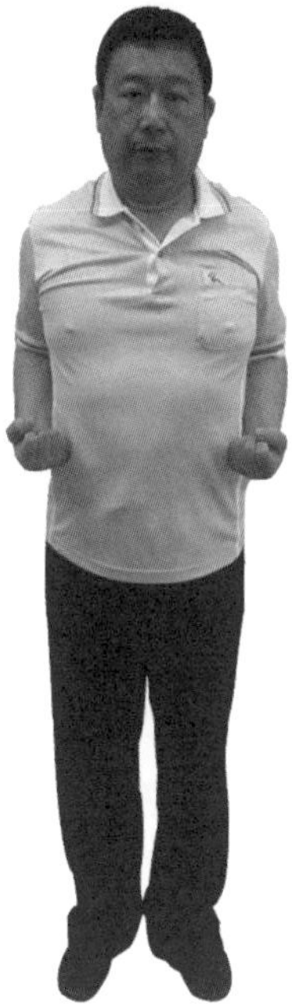

4. 兩仰掌化拳，由身後向腰，成仰拳護腰勢。

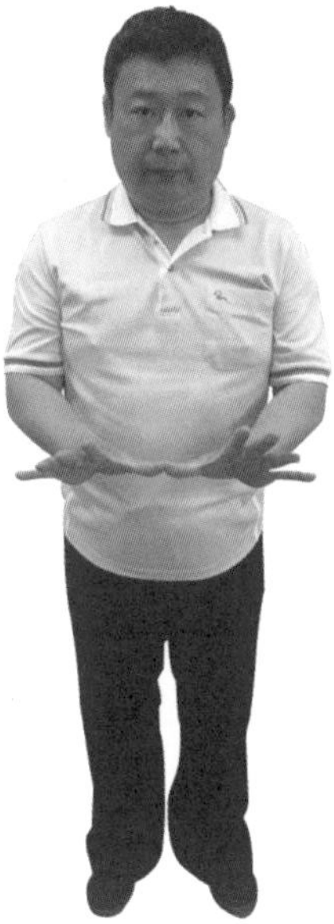

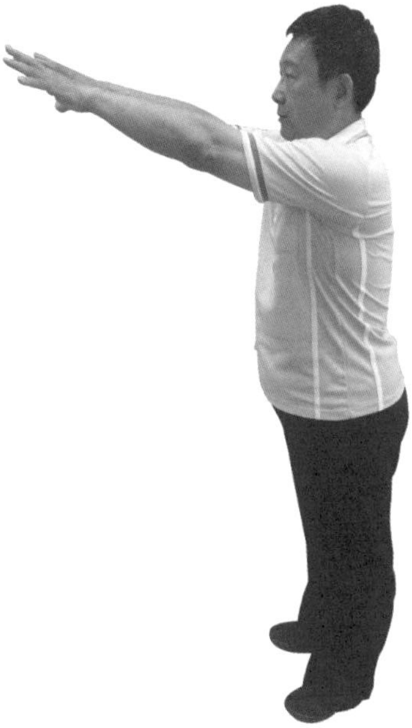

5. 兩仰拳化俯掌（拇指相接、十指用力分開）由胸前徐徐向前推，至肘直；隨勢足跟提起，離地約三至四寸。

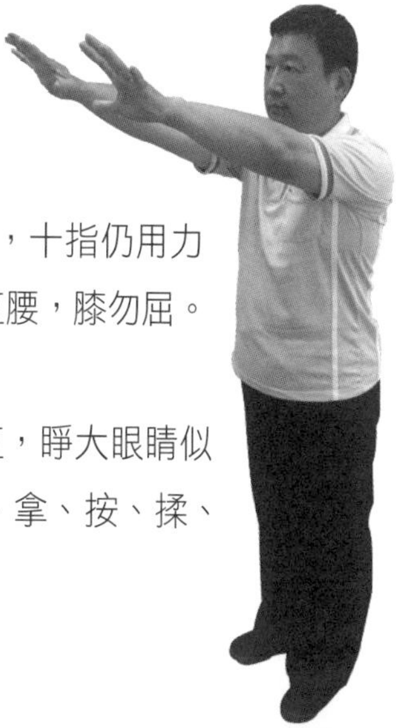

6. 繼而兩掌背屈，使掌心朝前，指端向上，十指仍用力分開；目向前平視，肩、肘、腕相平，直腰，膝勿屈。

【備註】練本功時，兩上肢要同時動作，身直，睜大眼睛似發怒。本功是鍛鍊指力趾力的基本功，有利於推、拿、按、揉、踩蹺與一指禪推法的手法應用。

七、九鬼拔馬刀勢

本法是將武士在用刀劍戰鬥前的拔刀動作加以神化，故名為九鬼拔馬刀勢。本勢是仿效人生活中搔背動作姿勢，有利強筋健體的作用。

1. 併步。

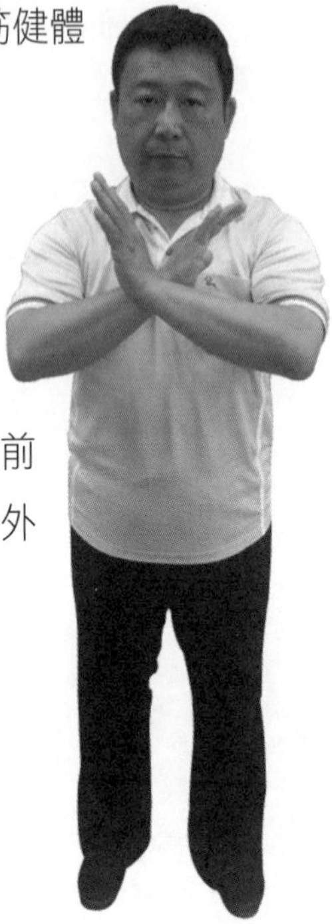

2. 足尖相銜、足跟分離成八字形，腰實腿堅，膝直足霸，同時兩臂向前，成叉掌立於胸前（左前右後，腕部相靠，掌背相對，指端上豎，四指併攏，拇指外分）。

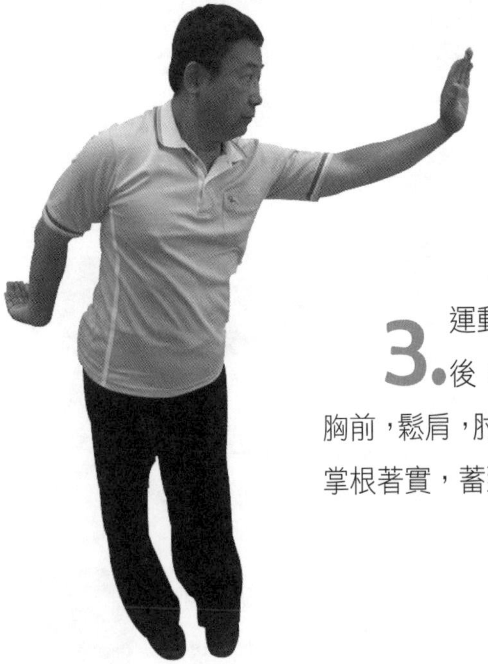

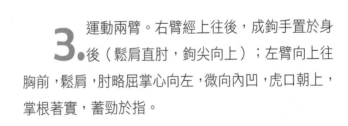

3. 運動兩臂。右臂經上往後，成鉤手置於身後（鬆肩直肘，鉤尖向上）；左臂向上往胸前，鬆肩，肘略屈掌心向左，微向內凹，虎口朝上，掌根著實，蓄勁於指。

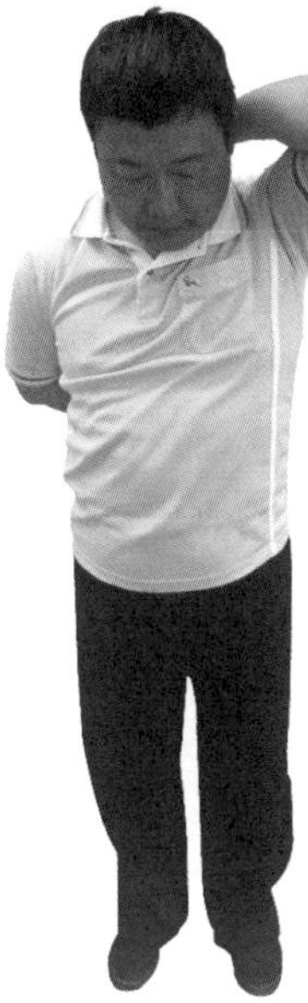

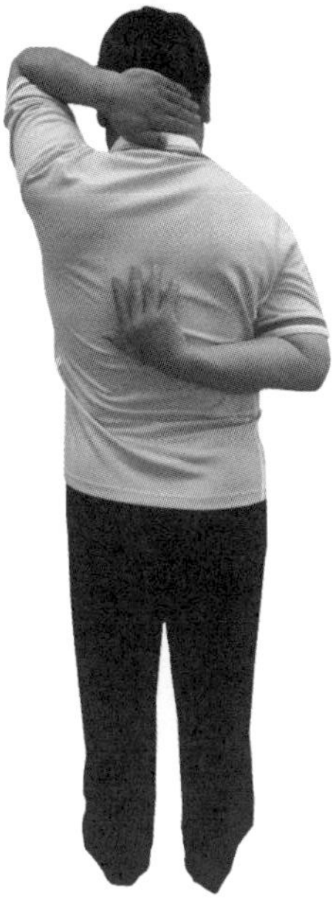

4. 左臂上舉過頭，由頭之左側屈肘俯掌下覆。使手抱於頸項；右側鉤手化掌，使右掌心貼於背，指端向上，五指自然分開，在許可的範圍盡可能向上伸。

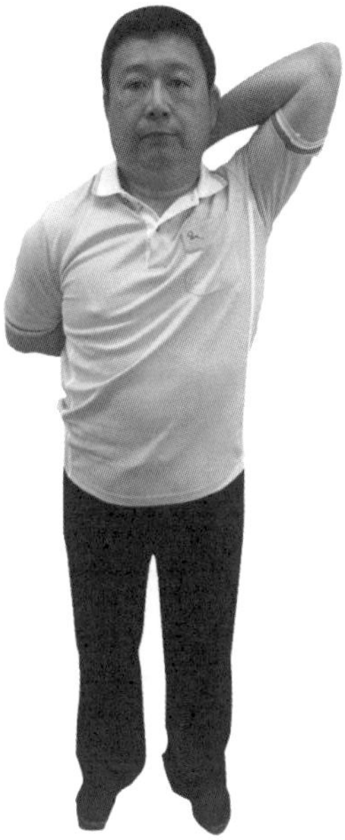

5. 頭用力上抬，欲使頭後仰；上肢著力，掌用勁向下按，欲使頭前俯；手項爭力。挺胸直腰，腿堅腳實，使頸由上貫下至踵。鼻息調勻，目微右視。

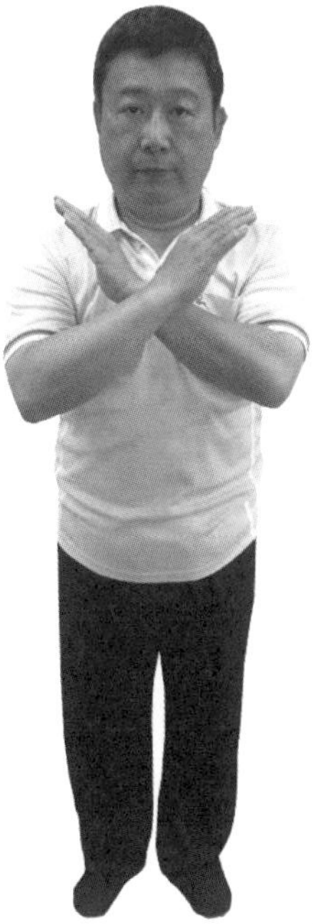

6. 運動兩臂。右掌由後往上往前，左上肢向前回環，左右兩掌相叉立於胸前。

7. 左右交換，要領相同。

【備註】本法在收勢時，在項部的手應自頭部下滑，與另一手於胸處立掌相觸。本功屬於頭項與手臂對抗用力，開始鍛鍊時應少許用力，久練之後逐漸增加力量。

八、三盤落地勢

三盤是指功法練習過程中有三個似盤狀動作的姿勢。也有人認為是將練功者的頭部、肩部與大腿比作「三個盤子」，可以將放盛滿水的杯子至於其上而不落地，故稱為三盤落地。

1. 併步。

2. 左腿向左平跨一步，兩足之距較肩為寬，足尖內扣，屈膝下蹲成馬襠勢，兩手叉腰。腰直胸挺，後背如弓，頭端平，目前視。

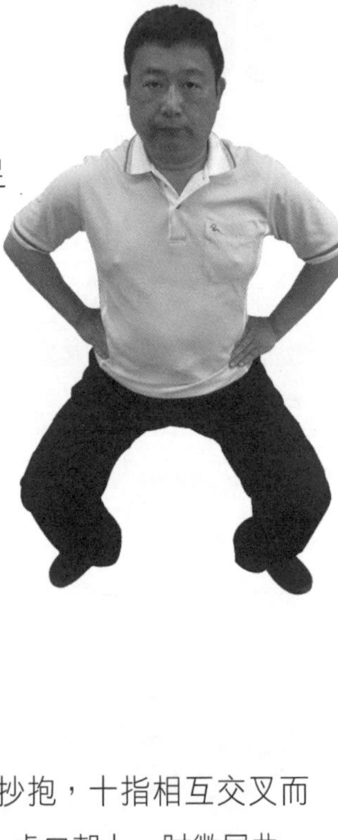

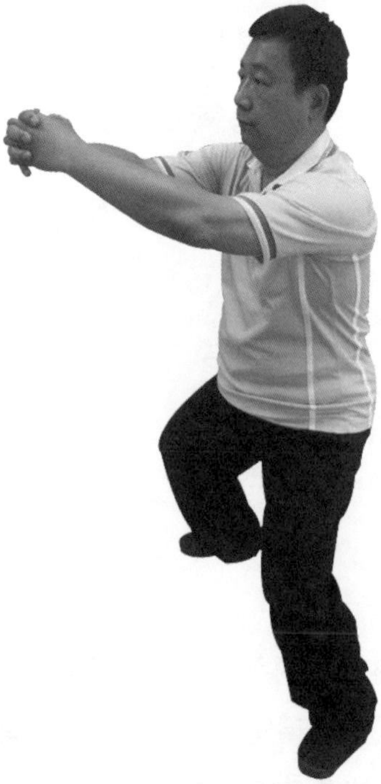

3. 兩手由後向前抄抱，十指相互交叉而握，掌背向前，虎口朝上，肘微屈曲，肩鬆；兩上肢似一圓盤處於前胸。

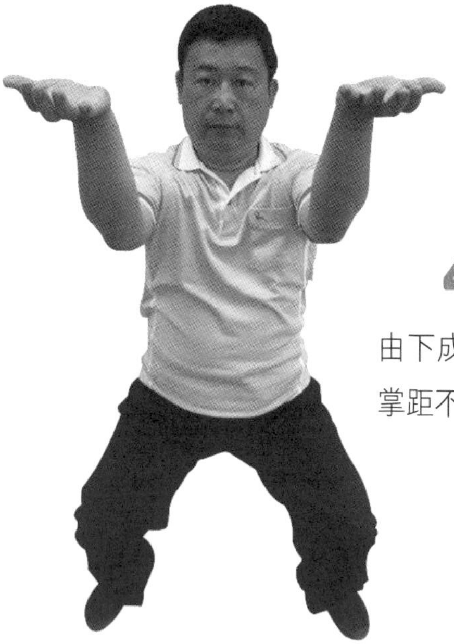

4. 由上勢，旋腕轉掌，兩掌心朝前。動運上肢，使兩掌向左右（劃弧線）而下，由下成仰掌沿胸腹之前徐徐運勁上托，高不過眉，掌距不大於兩肩之距。

5. 旋腕翻掌，掌心朝地，兩掌（虎口朝內）運勁下按，（沿胸腹之前）成虛掌置於膝蓋上部。兩肩鬆開，肘微屈曲，兩臂略向內旋。前胸微挺，後背如弓，頭如頂物，雙目前視。

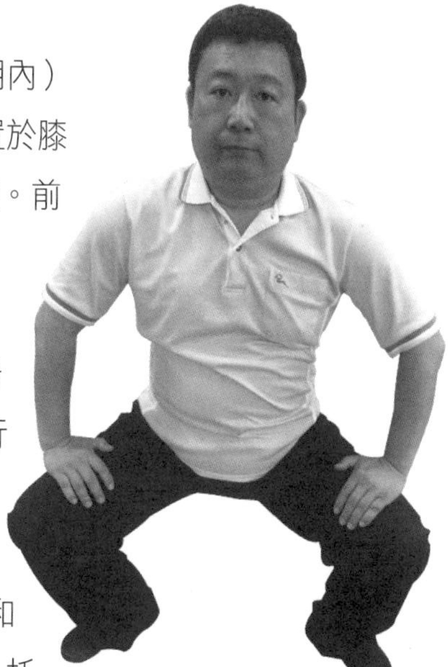

【備註】練習本功法當中，背如弓，頭端平，眼睛向前注視，舌抵上齒齦。兩大腿平行猶如可放杯，起立時兩足不移動。本功姿勢有較大的難度，鍛鍊時應該具備恒心和耐心，否則難達本法要求。三盤落地勢是鍛鍊平衡力和全身增力的良好方法，同時也有利於按、推、托舉與踩蹻手法的應用。

九、青龍探爪勢

龍是遠古時期的一種動物，中國人認為龍含有吉祥並俱有至高無上權力。本功法是效仿龍在運動時的動作而創作的鍛鍊方法，有祛邪延年、益身健體的作用。

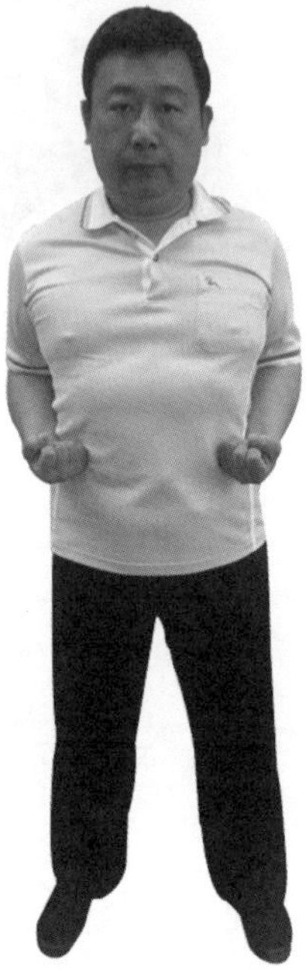

1. 併步。

2. 左腿向左平跨一步，兩足之距約與肩寬，兩手成仰拳護腰勢。身立正直，頭端平，目前視。

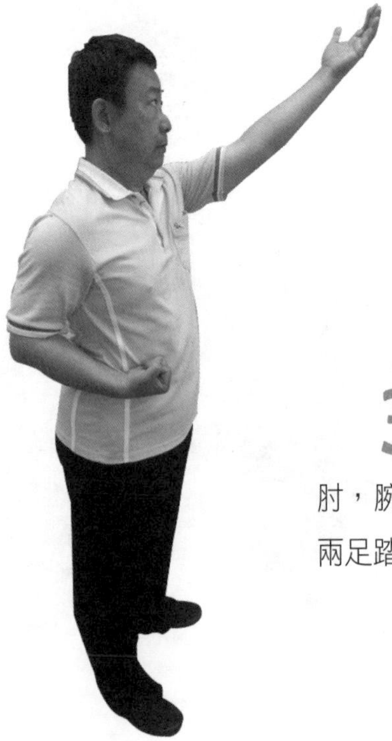

3. 左上肢仰掌向右前上方伸探，掌高過頂，隨勢身略向右轉側，面向右前方，鬆肩直肘，腕勿屈曲。右拳仍作仰拳護腰勢。目視於掌，兩足踏實勿移。

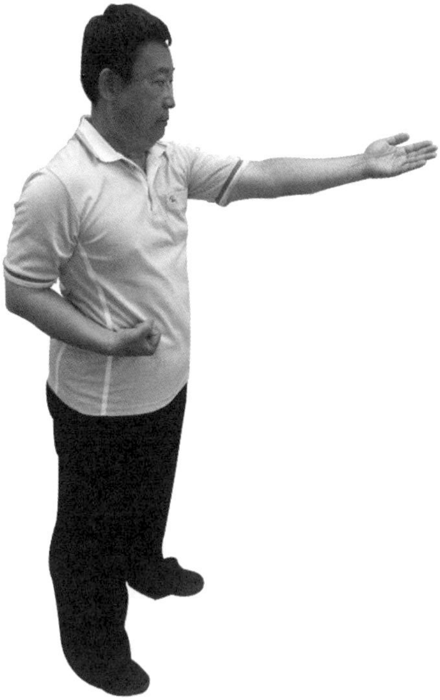

4. 由上勢，左手大拇指向掌心屈曲，雙目注視大拇指。

5. 左臂內旋，掌心向下，俯身探腰，隨勢推掌至地。膝直，足跟勿離地，昂首，目前視。

6. 左掌離地，圍左膝上收至腰，成兩仰拳護腰勢，如本勢 1。

7. 左右交換，要領相同。

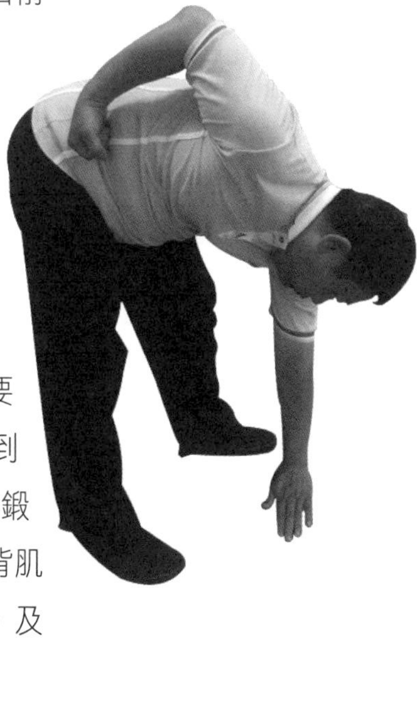

【備註】初練時，探掌至地的姿勢不一定要求做到，但至少應該推掌過膝，之後再逐漸做到推掌至地面。鍛鍊本功法須防跌撲，高齡的學員鍛鍊此功，尤應慎重，切勿勉強。本功是鍛鍊肩背肌肉筋膜的方法之一，可以作為五十肩（冰凍肩）及腰痛患者復健鍛鍊。

十、餓虎撲食勢（又名臥虎撲食勢）

本勢是模仿老虎在捕捉動物時的動作姿勢，故以餓虎撲食來命名，有強身健體的作用。

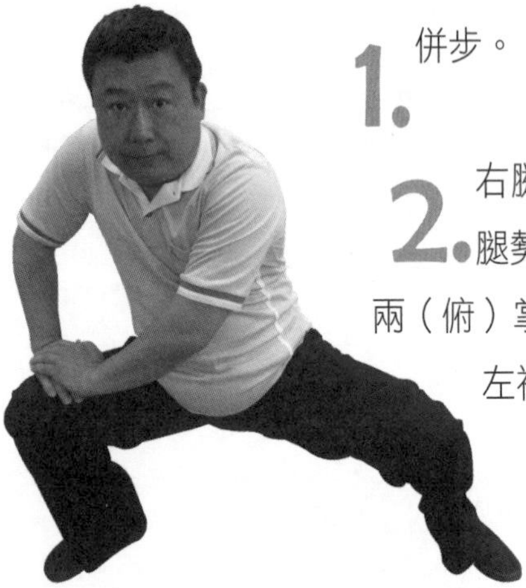

1. 併步。

2. 右腿向右跨出一大步，屈右膝下蹲，成左仆腿勢，（左腿伸直，足底勿離地，足尖內扣）。兩（俯）掌相疊扶於右膝上。直腰挺胸，兩目微向左視。

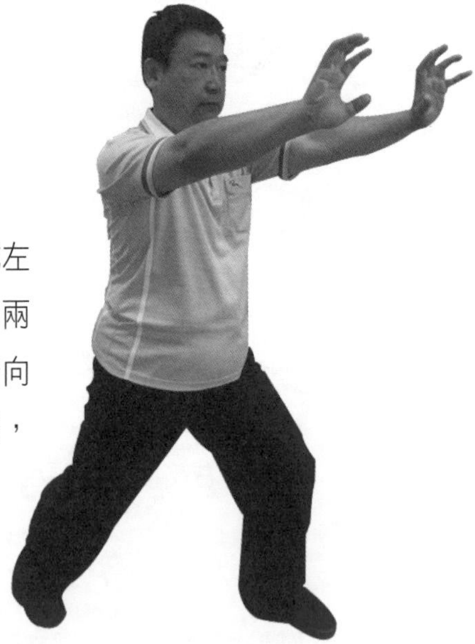

3. 身體向左轉側，右腿挺直，屈左膝，成左弓右箭勢。扶於膝上之兩掌分向身體兩側，屈肘上舉於耳後頸之兩旁（虎口對頭，指端向天），然後運勁使兩掌徐徐前推，至肘直。鬆肩，腕背屈，目注前方。

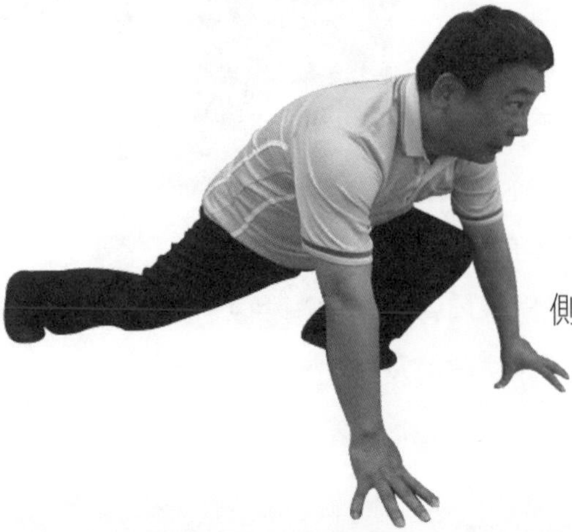

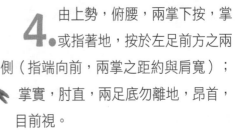

4. 由上勢，俯腰，兩掌下按，掌或指著地，按於左足前方之兩側（指端向前，兩掌之距約與肩寬）；掌實，肘直，兩足底勿離地，昂首，目前視。

5. 步驟分解成三部分，如下：

（1）右足跟提起，足尖著地；同時在前之左腿離地後伸，使左足背放於右足跟上，以兩掌及右足尖支撐身體。

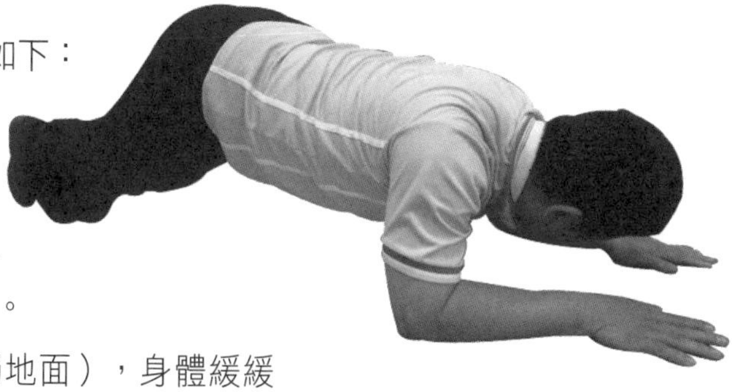

（2）再屈膝（膝不可接觸地面），身體緩緩向後收，重心後移，蓄勁待發。

（3）足尖發勁，屈曲之膝緩緩伸直。兩掌使勁，使身體徐徐向前，身應盡量前探，重心前移；最後直肘，昂起頭胸，兩掌撐實（在運行過程中面部應接近地面）。

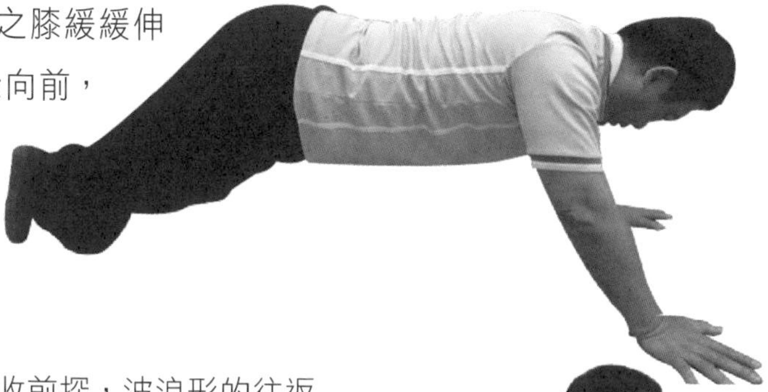

如此三者連貫進行，後收前探，波浪形的往返進行，猶如餓虎僕食。

6. 由上勢，左腿跨向兩掌之間，屈左膝，右腿伸直，成右仆腿勢，同時兩掌離地，相疊扶於左膝上（與本勢2乃左右之別，要領相同）。

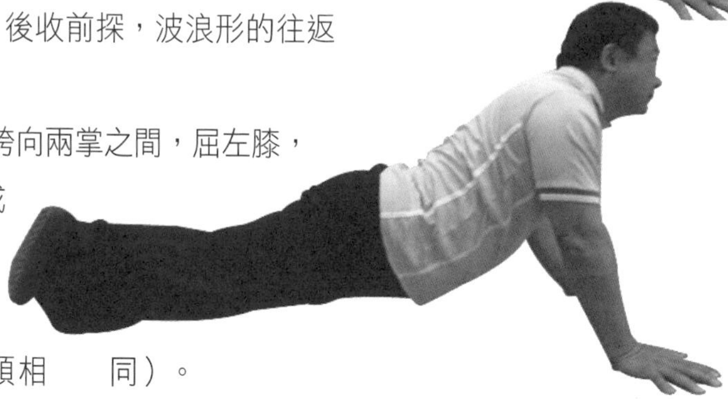

7. 左右交換，要領同右側。

【備註】練習本勢之時要求頭抬起，眼睛前視，舌抵上顎。撐起時腰勿下榻，身體如板，身體向前推伸要慢，撐起要快。為便於餓虎撲食勢的鍛鍊，可以先練習俯地挺身。本法是鍛鍊臂力與指力的好方法，對推拿手法力量的增強和應用有很大的幫助。

十一、打躬勢

本功是把人們在生活中接待親友的鞠躬動作誇張化，並將此作為養生運動的姿勢，故以打躬姿勢作名稱。

1. 併步。

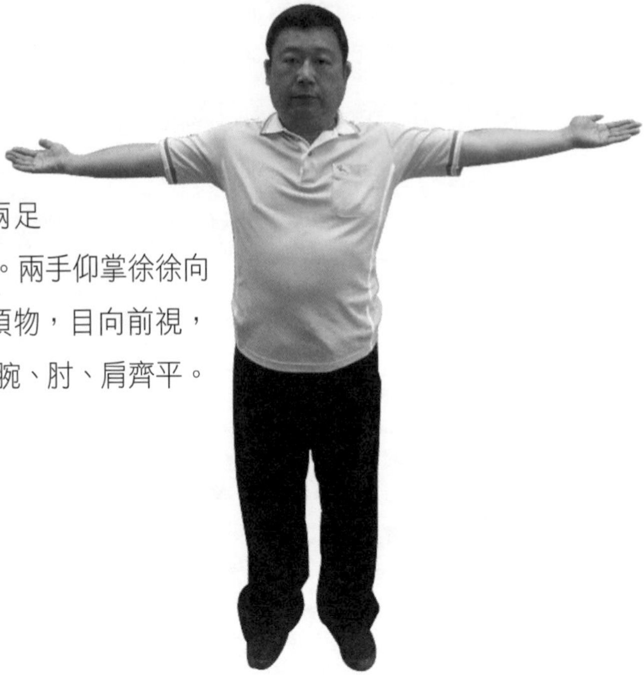

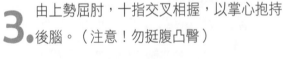

2. 左腿向左平跨一步，兩足之距比肩寬，足尖內扣。兩手仰掌徐徐向左右而上，成左右平舉勢。頭如頂物，目向前視，鬆肩直肘，腕勿屈曲，立身正直，腕、肘、肩齊平。

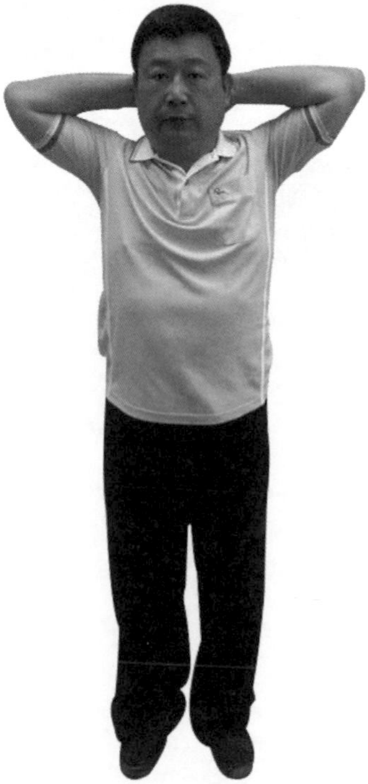

3. 由上勢屈肘，十指交叉相握，以掌心抱持後腦。（注意！勿挺腹凸臀）

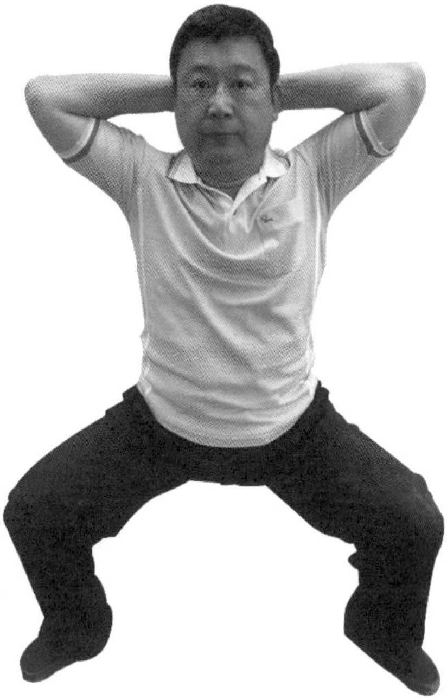

4. 由上勢，屈膝下蹲成馬襠勢。

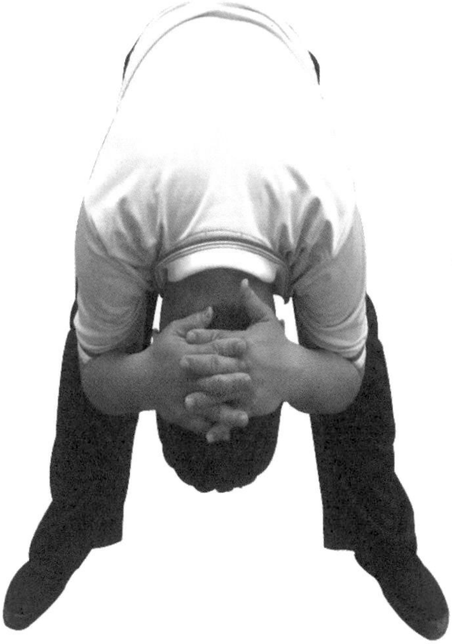

5. 直膝彎腰身前俯，兩手用力使頭盡向胯下；兩膝不得屈曲，足跟勿離地。

十二、工尾勢（又稱掉尾勢）

本功法是模仿動物搖頭擺尾動作的姿勢，故以此作為名稱。

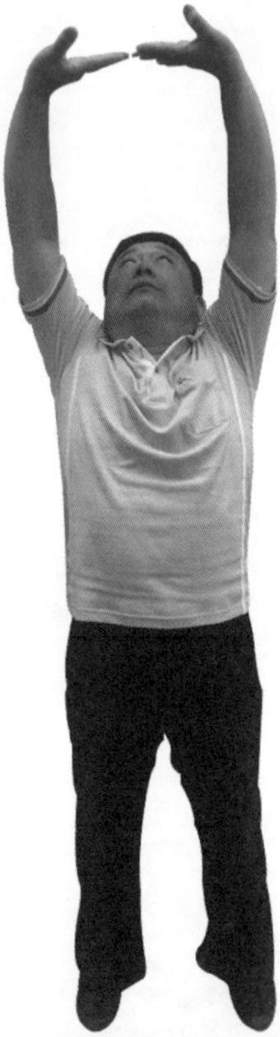

1. 併步。

2. 兩手仰掌由胸前徐徐上舉過頂，雙目視掌，隨掌上舉而漸移；身立正直，勿挺胸凸腹。

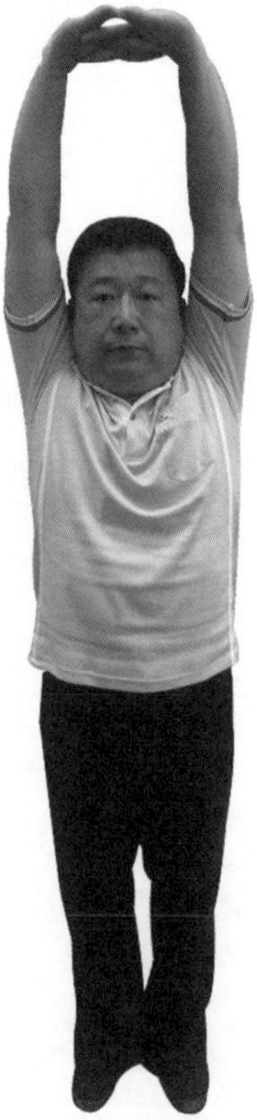

3. 由上勢，十指交叉而握，旋腕反掌上托，掌心朝天，兩肘伸直，目向前平視。

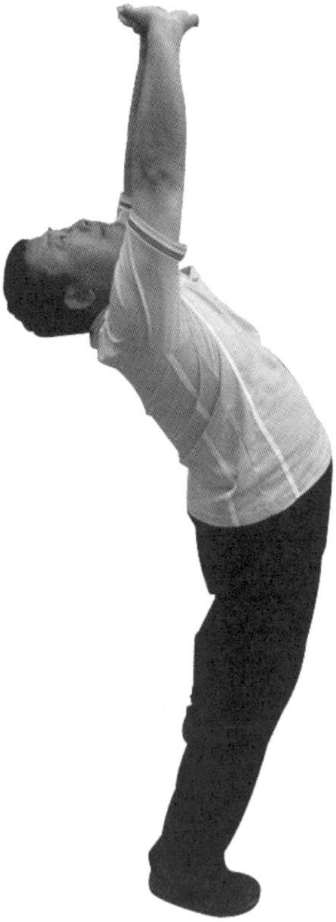

4. 由上勢，仰身，腰向後彎，上肢隨之而往，目上視。

5. 由上勢俯身向前，推掌至地。昂首瞪目，膝直，足跟勿離地。

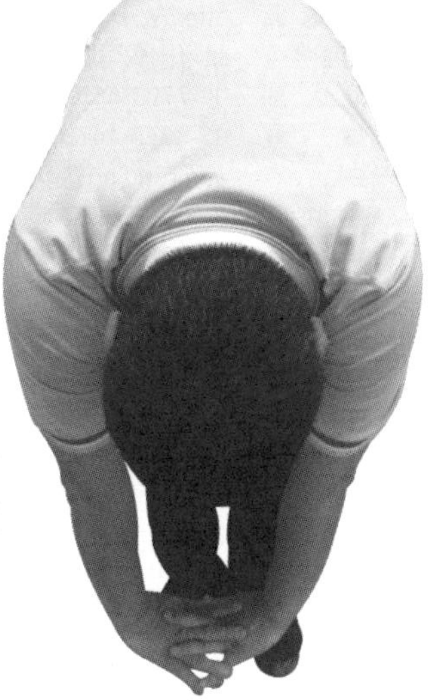

【備註】本法要自然呼吸，整個動作姿勢含有典型的吐納和導引的混合內容。由於本功容易使腦壓上升，因此老年人及高血壓、眩暈患者不宜鍛鍊。

國家圖書館出版品預行編目資料

中醫骨傷科專家教你搞定全身筋骨肌肉 ： 破解12個骨傷科迷思
+速療20個常見筋骨損傷+20種強筋健骨的食療方 / 高宗桂著
．——二版——新北市：晶冠出版有限公司，2021.01
面；公分．——（養生館；47）

ISBN 978-986-99458-3-7（平裝）
1. 骨傷科

413.42 109018045

養生館 47

中醫骨傷科專家教你搞定全身筋骨肌肉【增訂版】

破解12個骨傷科迷思 + 速療20個常見筋骨損傷+ 20種強筋健骨的食療方

作　　者 高宗桂
行政總編 方柏霖
副總編輯 林美玲
文字整理 陳柏儒
校　　對 高傳真
封面設計 ivy_design
插　　畫 胃酸工作室
總 企 劃 馬光健康管理書院
電　　話 07-7905261
傳　　真 07-7905259
地　　址 高雄市鳳山區維新路122號5樓
網　　址 http://www.ma-kuang.com.tw
粉 絲 團 http://www.facebook.com/makuangcollege
出版發行 晶冠出版有限公司
電　　話 02-7731-5558
傳　　真 02-2245-1479
E-mail ace.reading@gmail.com
總 代 理 旭昇圖書有限公司
電　　話 02-2245-1480（代表號）
傳　　真 02-2245-1479
郵政劃撥 12935041 旭昇圖書有限公司
地　　址 新北市中和區中山路二段352號2樓
E-mail s1686688@ms31.hinet.net
旭昇悅讀網 http://ubooks.tw/
印　　製 福霖印刷有限公司
定　　價 新台幣350元
出版日期 2014年04月 初版一刷
2021年01月 二版一刷
2021年03月 二版二刷
ISBN-13 978-986-99458-3-7

全台16家直營
連鎖中醫品牌

Ma Kuang Medical System 16 clinics in Taiwan

百合馬光中醫
成功馬光中醫
崇學馬光中醫

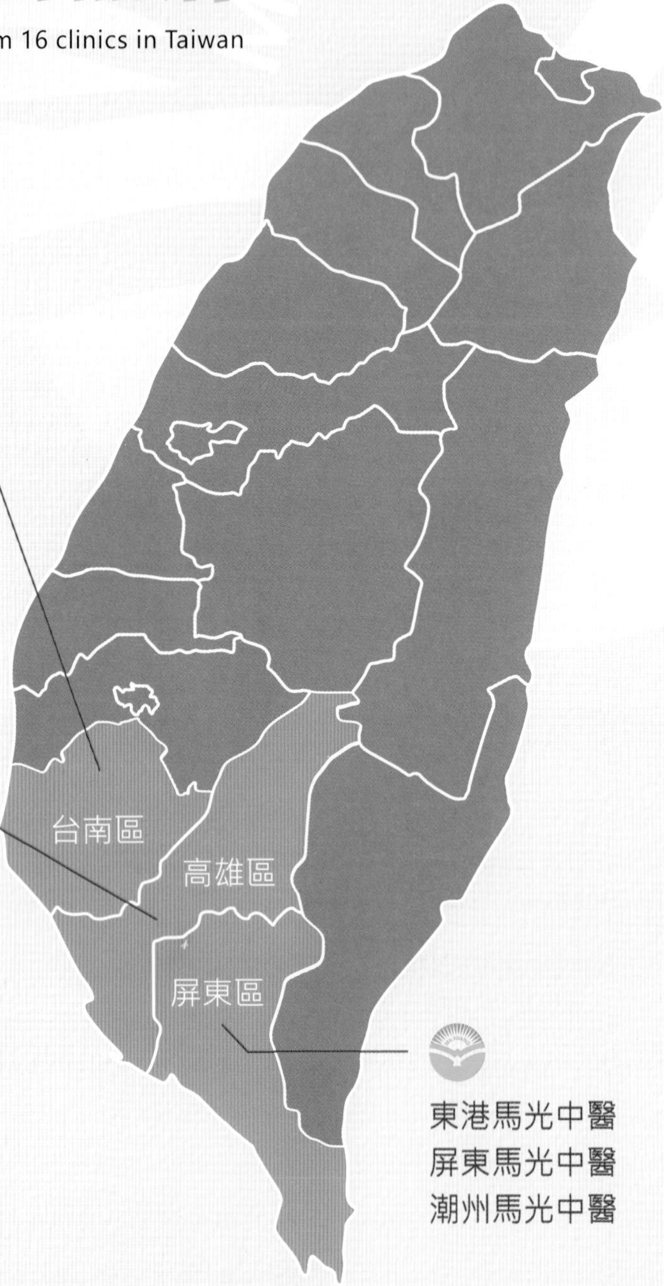

鳳山馬光中醫
建功馬光中醫
東霖馬光中醫
意凡馬光中醫
尚揚馬光中醫
明華馬光中醫
佑昌馬光中醫
橋頭馬光中醫
瑞隆馬光中醫
光華馬光中醫

東港馬光中醫
屏東馬光中醫
潮州馬光中醫

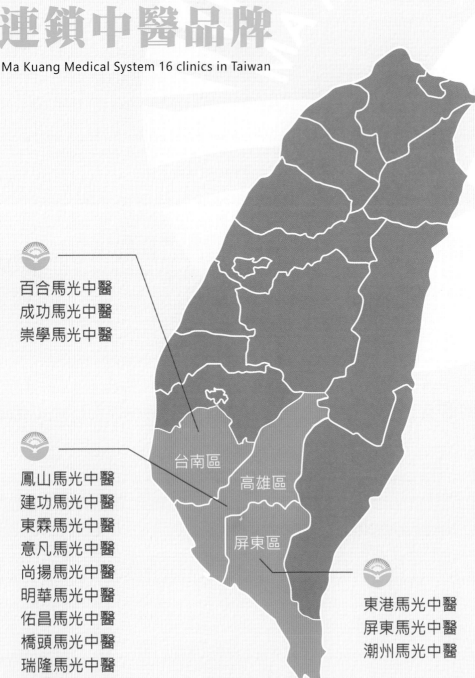